LOW CARB HIGH FAT
INTERVALLFASTEN

Heike Föcking
Fotografie: photoart

LOW CARB HIGH FAT INTERVALLFASTEN

Schlank
und
gesund
ohne
Heißhunger

CHRISTIAN

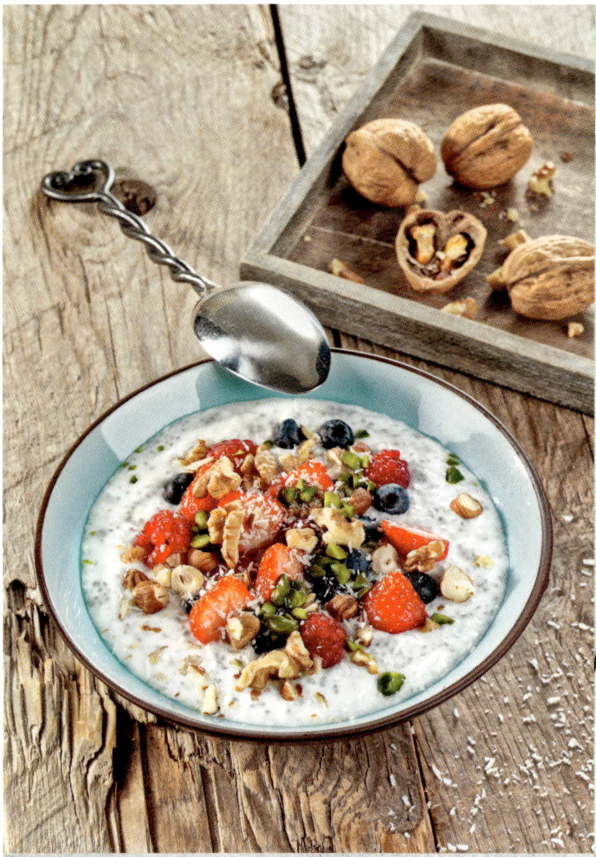
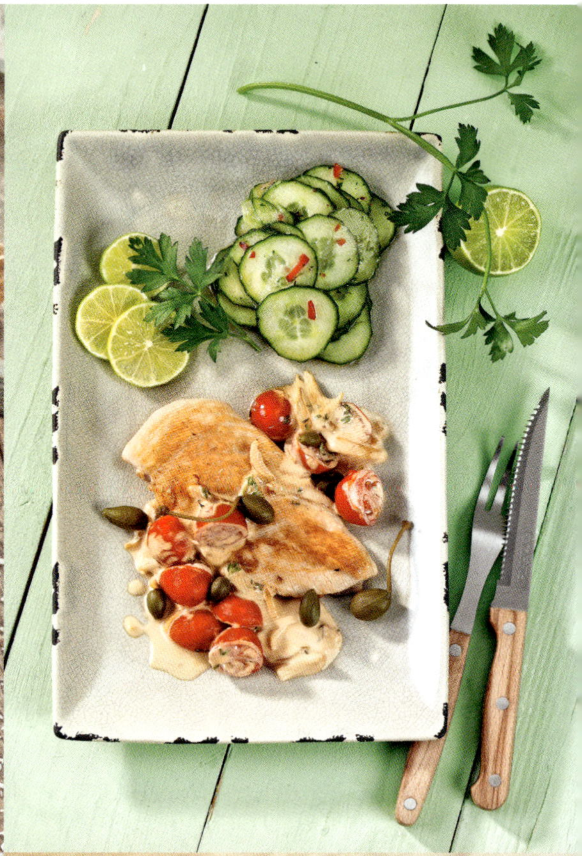
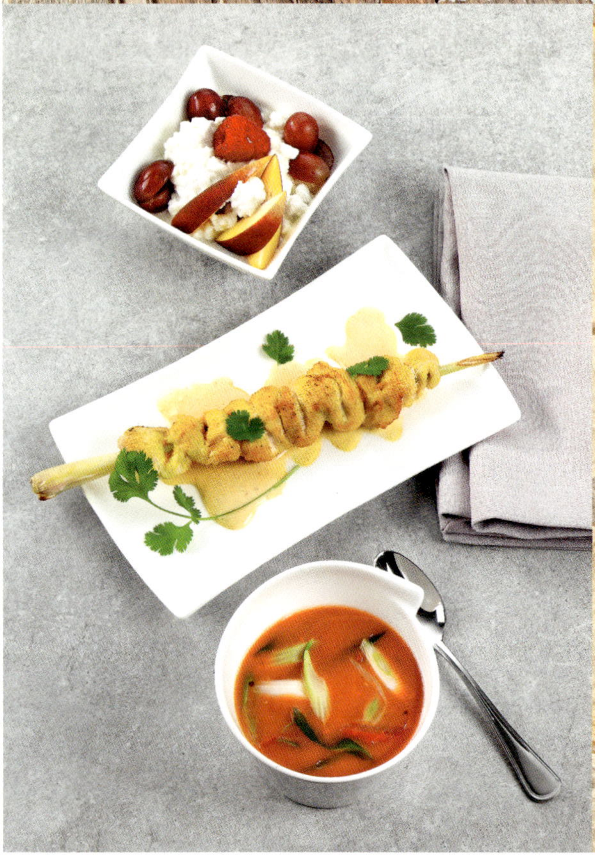
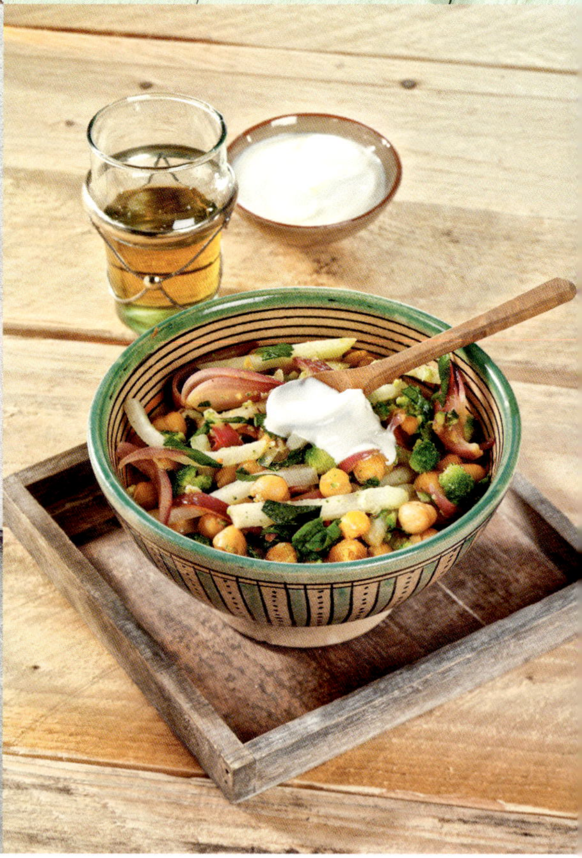

INHALT

INTERVALLFASTEN MEETS LCHF

Gesund und mit Leichtigkeit zum idealen Gewicht: So lautet der Anspruch an eine zeitgemäße Diät. Wochenlanger Verzicht auf leckere Mahlzeiten und kulinarische Genießerfreuden – das war gestern. Der derzeit wichtigste Ernährungs- und Diättrend macht es dagegen einfach, sein Gewicht zu reduzieren, der eigenen Gesundheit Gutes zu tun und dabei auch noch entspannt zu genießen.

Zwei Strategien verbünden sich dabei zu einer perfekten Diät-Partnerschaft: das Intervallfasten auf der einen und die »Low Carb High Fat«-Diät (LCHF) auf der anderen Seite. Gemeinsam sind sie ein perfektes Gespann im Kampf gegen überflüssige Pfunde und für gesundes Wohlbefinden.

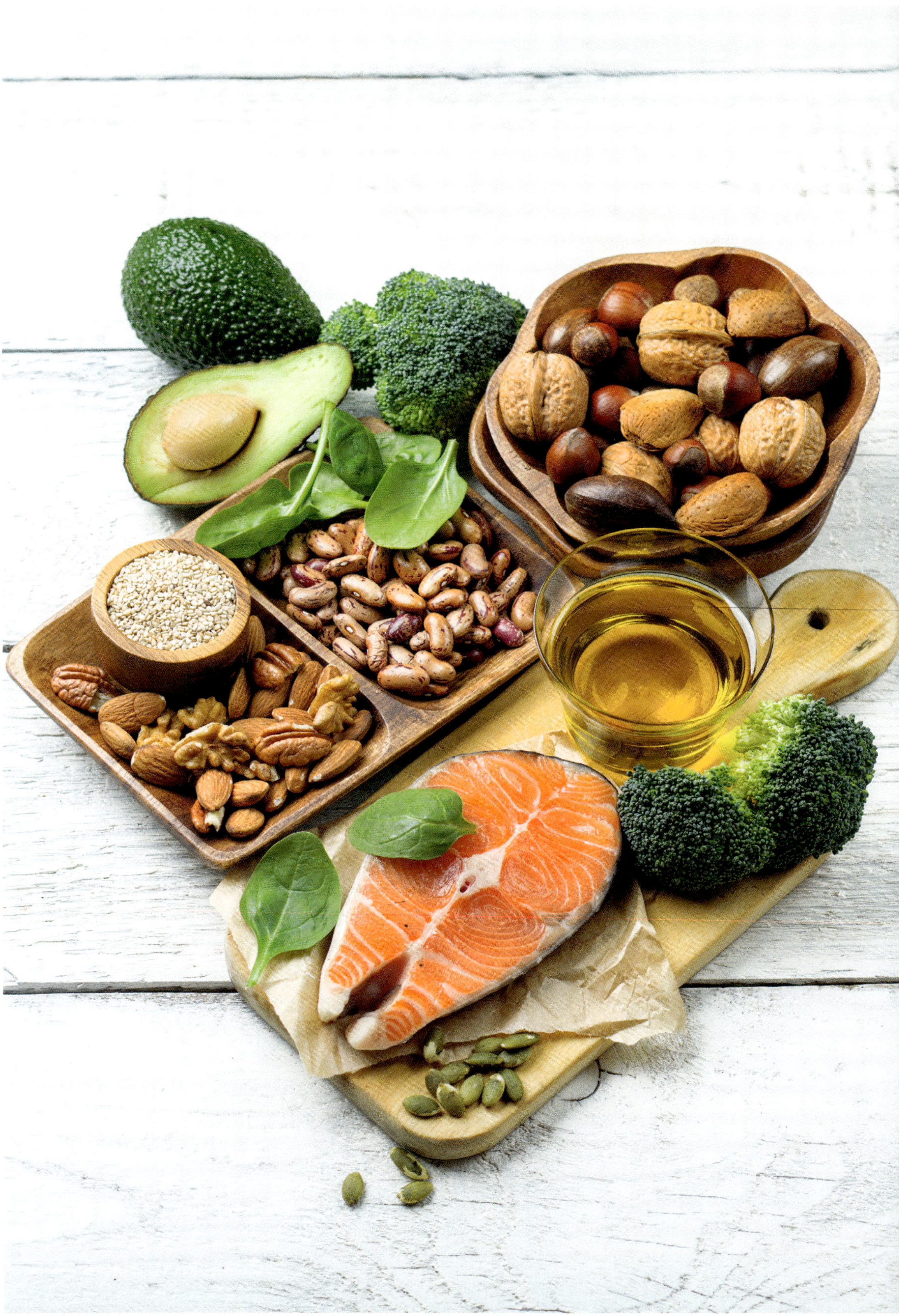

EINFÜHRUNG

Doppelt genäht hält besser, sagt eine deutsche Redensart. Sich doppelt abzusichern, gerade wenn es um Gesundheit und gesunde Ernährung geht, macht Sinn. Wir alle wollen fit und leistungsfähig sein und wir alle wünschen uns einen Körper, in dem wir uns wohlfühlen. Allerdings ist das nicht immer so einfach: Ein stressiger Alltag, wenig Zeit für Bewegung, wenig Zeit für die Zubereitung gesunder Mahlzeiten und viel zu viele schädliche Nahrungsmittel stellen unsere Gesundheit auf eine harte Probe und tragen häufig zu ungewollter Gewichtszunahme bei.

Unter der Vielzahl von Diätangeboten haben sich zwei Strategien als besonders sinnvoll und zielführend erwiesen: Die sogenannte »Low Carb High Fat«-Diät (LCHF), zuweilen auch als »Low Carb Healthy Fat«-Diät definiert, setzt auf eine Ernährung mit geringem Kohlenhydrat- und hohem Fettanteil. Das Intervallfasten, wie es zum Beispiel der Arzt, Kabarettist, Moderator und Autor Dr. Eckart von Hirschhausen für sich entdeckt hat, funktioniert auf der Zeitschiene: In bestimmten, genau definierten Intervallen von Stunden oder Tagen darf gegessen oder muss gefastet werden.

In diesem Buch gehen beide Diätformen eine Partnerschaft ein: LCHF meets Intervallfasten. Was das Besondere daran ist und worin die einzigartigen Vorzüge einer solchen Doppelstrategie liegen, erklären wir auf den nachfolgenden Seiten. Wir erläutern, wie LCHF in Kombination mit Intervallfasten funktioniert, welche unterschiedlichen Modelle es gibt und welche Lebensmittel dabei erlaubt sind. Der ausführliche Rezeptteil schließlich liefert Anregungen und Beispiele für Mahlzeiten am Morgen, Mittag oder Abend, die sich bei allen vorgestellten Modellen einsetzen lassen.

Doppelt genäht hält besser: Das gilt, so zeigt dieses Buch, auch noch in einem weiteren Sinn. Denn die Kombination von LCHF mit Intervallfasten sorgt zum einen für eine entspannte und nachhaltige Gewichtsreduktion ohne (Heiß-)Hunger und verbessert gleichzeitig Wohlbefinden und Gesundheit! Mehr Gutes kann man sich selbst nicht tun.

FASTENZEIT(EN) ODER WARUM INTERVALL-FASTEN SO GESUND IST

Fasten ist seit Urzeiten eine Konstante des menschlichen Lebens. In Notzeiten herrschte und herrscht häufig Mangel an Nahrungsmitteln. Die großen Weltreligionen sahen und sehen außerdem im Verzicht eine Möglichkeit der Rückbesinnung und spirituellen Reinigung. Die medizinische »Entdeckung« des Fastens als unterstützende Maßnahme zur Verbesserung von Lebensqualität und Lebenserwartung erfolgte in der ersten Hälfte des 20. Jahrhunderts und wirkt bis heute fort.

Mit Unterbrechungen – also in Intervallen – zu fasten, hat also gleichsam evolutionäre Ursprünge. Denn in der Frühzeit der Menschheit, als der Speiseplan abhängig war von dem, was Jäger und Sammler liefern konnten, war Fasten immer dann angezeigt, wenn Ernten ausgefallen, Naturkatastrophen und Kriege übers Land gegangen oder Jagderfolge ausgeblieben waren. So gab es notgedrungen immer wieder Tage, an denen der Magen leer blieb und man gezwungen war, zu fasten. Aus dieser Not der frühen Menschheit hat das intermittierende Fasten oder Intervallfasten eine Tugend gemacht: Heute geht es um kontrollierte Fastenzeiten in bestimmten Zeitabständen, das heißt, um Essen und Fasten in einem ganz bestimmten Rhythmus. Beim Intervallfasten muss niemand komplett auf Essen verzichten, entscheidend ist nur, zeitlich genau definierte Essenspausen einzulegen.

Intervallfasten kommt unserem inneren Schweinehund entgegen: Wer schon einmal eine mehrwöchige strikte Fastenkur gemacht hat, weiß um die Durchhänger, wenn Heißhunger die guten Vorsätze ins Wanken bringt. Und meist sind die Ergebnisse nicht von Dauer, denn Abnehmen ist das eine – ein einmal erreichtes Wunschgewicht dauerhaft zu halten etwas ganz anderes! Beim Intervallfasten sind die Fastenzeiten kurz und dazwischen gibt es kontinuierliche entspannte Essensphasen. Das allein macht das Intervallfasten schon sympathisch.

Darüber hinaus legen zahlreiche medizinische Studien nahe, dass Schlafverhalten, Stimmungslage und chronische Erkrankungen wie Bluthochdruck oder erhöhte Blutzucker- und Cholesterinwerte durch den Wechsel von Ess- und Fastenzeiten positiv beeinflusst werden. Das Intervallfasten bringt unser durch zu viel und unregelmäßiges Essen dauernd unter Stress stehendes Stoffwechselsystem wieder in eine gesunde Balance und lässt den Organismus zur Ruhe kommen. Unser Körper mag solche Ruhephasen und nutzt sie, um sich um die in den Muskeln und im Fettgewebe eingelagerten Reserven zu kümmern. Auch daraus lässt sich Energie gewinnen. Fasten entlastet somit unseren Organismus und greift positiv in die Stoffwechselprozesse im Körper ein – mit weitreichenden Folgen, nicht zuletzt für unser Gewicht.

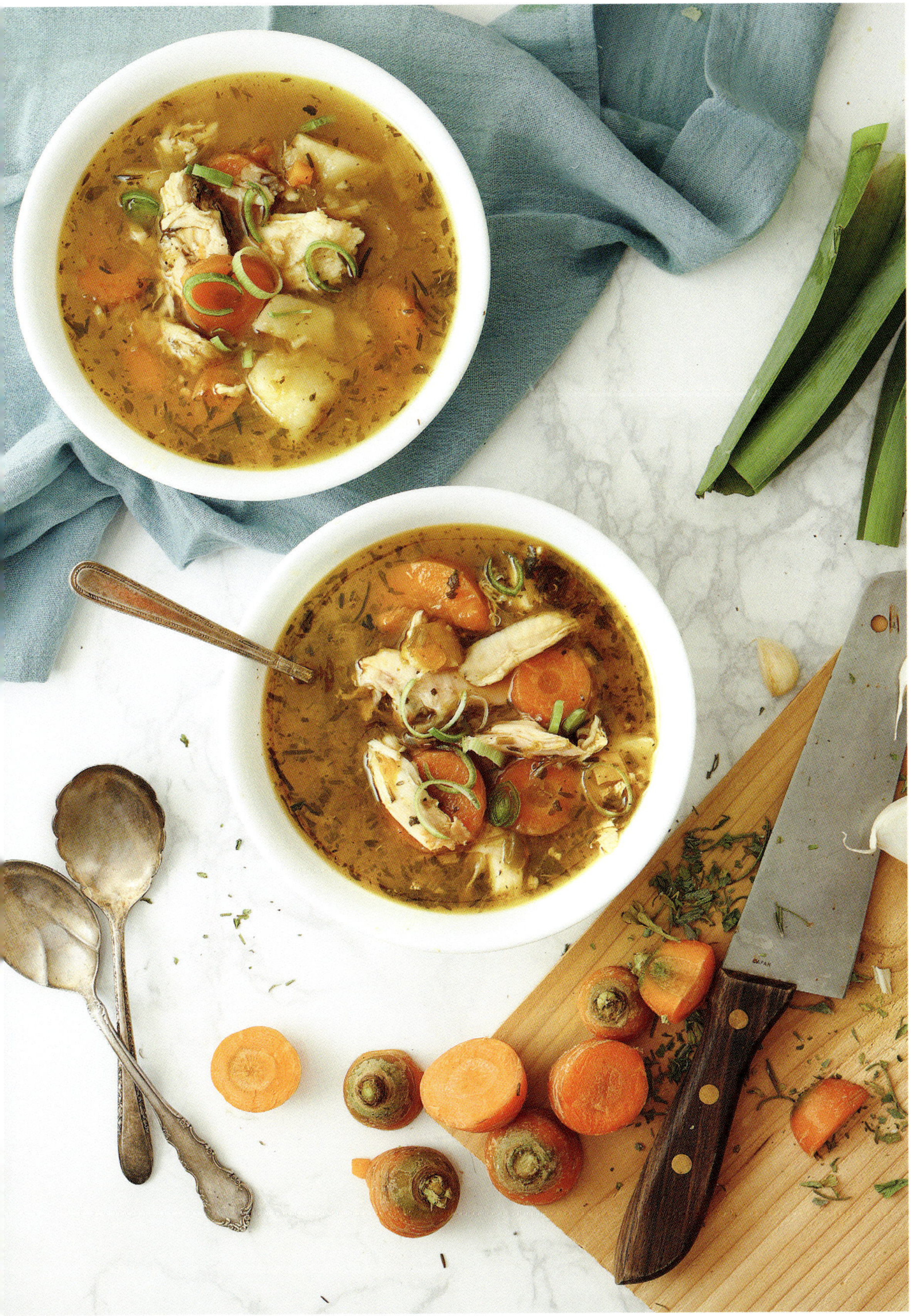

5:2 BEISPIELRHYTHMUS

MONTAG	DIENSTAG	MITTWOCH	DONNERSTAG	FREITAG	SAMSTAG	SONNTAG
Fastentag	LCHF	LCHF	LCHF	LCHF	Fastentag	LCHF

16:8 BEISPIELRHYTHMUS

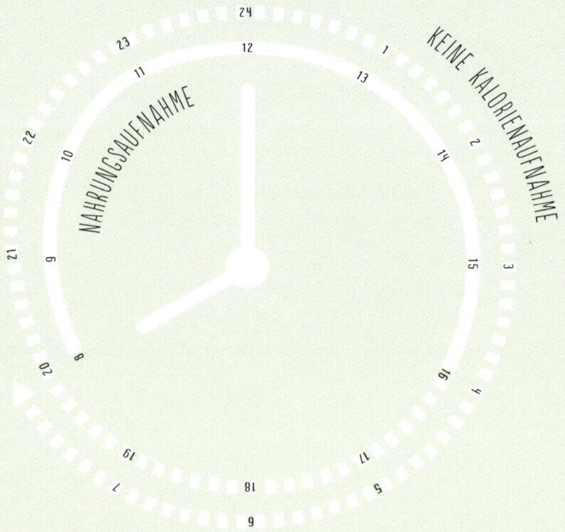

1:1 BEISPIELRHYTHMUS

MONTAG	DIENSTAG	MITTWOCH	DONNERSTAG	FREITAG	SAMSTAG	SONNTAG
Fastentag	LCHF	Fastentag	LCHF	Fastentag	LCHF	Fastentag

UNTERSCHIEDLICHE MODELLE

Wer sich gern einmal mit Freunden zum Kochen verabredet oder sich mit Partnerin oder Partner beim Italiener um die Ecke verwöhnen lässt, der weiß, wie schwer sich das mit einer Diät verträgt, egal, ob die auf Kartoffeln, Gemüse, Eier oder lila Lebensmittel setzt. Intervallfasten, gut geplant und mit dem eigenen Lebensrhythmus in Einklang gebracht, belässt ausreichend Freiräume fürs kulinarische Genießen. Wichtig ist nur, sich für das passende Modell zu entscheiden.

5:2

Das ursprüngliche 5:2-Modell sieht vor, sich an fünf Tagen in der Woche ganz normal und ausgewogen zu ernähren und an den übrigen zwei Tagen zu fasten. Also: normales Essen bis zur Sättigung an fünf Tagen, an den zwei Fastentagen jeweils nicht mehr als rund 600 Kalorien, ausreichend Flüssigkeit, aber keine Kohlenhydrate, also kein Brot, keine Nudeln, keine Kartoffeln, kein Zucker. Bei diesem Fastenmodell müssen die zwei Fastentage nicht unbedingt aufeinander folgen. Zum Beispiel kann ein Fastentag auf den Freitag gelegt werden und der andere auf den Montag, während am Wochenende mit Festen, Einladungen und gemeinsamen Familienmahlzeiten ganz normal gegessen wird.

16:8

Dieses Modell besagt, dass man innerhalb eines Tages seine Nahrungsaufnahme auf acht Stunden begrenzt, die übrigen 16 Stunden dagegen keine oder nur kalorienfreie Nahrung und Getränke aufnimmt. Das Schöne daran: Die Nacht ist in den 16 Stunden ohne Kalorienaufnahme inbegriffen! Das heißt konkret: Nach einem frühen Abendessen etwa gibt es erst am nächsten Morgen bei einem späten Frühstück oder nach einem zeitlich eher »normalen« Abendessen bei einem frühen Mittagessen die nächste Mahlzeit. Für viele ist dieses Modell – eine ausgiebige Schlafphase inbegriffen – eine praktische und gut anwendbare Methode des Intervallfastens.

1:1

Eine weitere Möglichkeit beim Intervallfasten ist der 1:1 Rhythmus. Tage mit normaler Ernährung wechseln mit Fastentagen ab, an denen die Kalorienzufuhr auf 600 oder weniger Kalorien gedrosselt und durch kalorienfreie Getränke ergänzt wird. Bei diesem Modell handelt es sich quasi um eine FdH-Diät, bei der die Kalorienzufuhr, auf die ganze Woche gesehen, erheblich reduziert wird. Um eine möglichst schnelle Gewichtsreduktion zu erreichen, ist dieses Modell besonders geeignet.

FAZIT INTERVALLFASTEN

Unabhängig davon, für welche Variante des Intervallfastens man sich entscheidet, hängt der Erfolg wesentlich von der Kontinuität und der Langfristigkeit ab. Anders als bei einer kurzfristigen Diät eignet sich das Intervallfasten als langfristige Form der Ernährungsumstellung und -anpassung, mit der sich nicht nur Übergewicht reduzieren, sondern das Wunschgewicht auch halten lässt. Mehr noch: Intervallfasten mit seinen zahlreichen positiven Effekten auf den menschlichen Organismus ist eine perfekte Möglichkeit, die eigene Gesundheit dauerhaft zu stärken, das Wohlbefinden zu unterstützen und die Lebenserwartung positiv zu beeinflussen.

LCHF – WAS IST DAS?

LCHF ist die Abkürzung für den englischen Begriff »Low Carb High Fat«, was ins Deutsche übersetzt so viel bedeutet wie »wenig Kohlenhydrate, viel Fett«.

Das mag auf den ersten Blick überraschen, weil wir lange Zeit im Glauben gelebt haben, dass Fett per se ungesund, schädlich und dickmachend sei. Wie der alternative Begriff »Low Carb Healthy Fat« nahelegt, geht es bei der LCHF-Diät aber um die Ernährung mit natürlichen, hochwertigen Fetten.

Nicht nur im Umgang mit Fett(en) bietet diese Diät Überraschungen, insgesamt ist ihr Umgang mit Lebensmitteln deutlich zeitgemäßer, genießerfreundlicher und ernährungsbewusster als viele andere Diäten: LCHF ist eine Ernährungsform, bei der man die Aufnahme von Kohlenhydraten stark einschränkt und stattdessen die Zufuhr gesunder Fette steigert. LCHF basiert auf dem Grundsatz, sich so natürlich wie möglich zu ernähren, ohne künstliche Zusätze, Geschmacksverstärker oder Süßstoffe, möglichst frische Lebensmittel zu kaufen und frisch zu verarbeiten – und zwar dann, wenn sie jahreszeitlich Saison haben und bei regionalen Anbietern zur Verfügung stehen.

LCHF – WARUM EINE DIÄT MIT FETT?

Mediziner und Ernährungswissenschaftler haben herausgefunden, dass die Energiegewinnung beim ungeborenen Kind wie beim neugeborenen Baby aus dem Körperfett erfolgt. »Ketose« ist der Fachterminus dafür. In dem Moment, in dem dem Kind erstmals Kohlenhydrate zugeführt werden, verliert der Körper die Fähigkeit, Energie aus Fett zu gewinnen, und nutzt fortan Glukose als Energielieferant.

Wer im Zuge eines Diätprogramms seine Fettreserven anzapfen und als Energielieferant nutzen möchte, schafft das nur, wenn er dem Körper eine extrem geringe Menge an Kohlenhydraten zuführt. Dann stellt der Organismus sich um und bedient sich anderer Quellen, vorzugsweise Fett und Protein. Eine sogenannte »ketogene« Ernährungsweise, wie sie der LCHF-Diät zugrunde liegt, setzt daher auf extrem wenig Kohlenhydrate, viel gesundes Fett sowie eine gemäßigte Eiweißzufuhr und veranlasst damit den Körper, vom üblichen Glukosestoffwechsel in den Fettstoffwechsel zu wechseln.

LCHF – LEBENSMITTEL IM ÜBERBLICK

Für alle, die gern lecker essen und dabei trotzdem schlank bleiben und gesund leben wollen, lautet die gute LCHF-Botschaft: Bei dieser Diät kommen alle Genießer und Feinschmecker auf ihre Kosten. Weder müssen Sie sich wochenlang auf ein einziges Lebensmittel beschränken noch Magen und Gaumen mit unappetitlichen Appetithemmern traktieren. Aus einer ganz breiten Palette hochwertiger Lebensmittel, die bei der LCHF-Ernährung zum Einsatz kommen dürfen, lassen sich hervorragende Gerichte zubereiten – wie der nachfolgende Rezeptteil eindrucksvoll demonstriert. Entscheidend ist allein, einen Überblick darüber zu behalten, was alles bei LCHF gegessen werden darf und was nicht.

DIE GRUNDLAGEN IM ÜBERBLICK

1. Kohlenhydrate und Stärke (Reis, Nudeln, Brot, Kartoffeln) meiden.
2. Reis, Nudeln, Brot und Kartoffeln durch einen höheren Fettanteil im Essen ersetzen.
3. Nur hochwertige Fette verwenden: Kokosöl, Butter, Sahne, Crème fraîche, kaltgepresstes Olivenöl. Butter und Kokosöl eignen sich hervorragend zum Braten. Auf ungesättigte Öle wie Sonnenblumenöl oder Maiskeimöl und auf künstlich hergestelltes Fett wie Margarine unbedingt verzichten. Rapsöl, Leinöl und Nussöle sorgen für Geschmacksvielfalt.
4. Fleisch sollte von guter Qualität sein, am besten leicht durchwachsen. Es muss nicht in großen Mengen und zu jeder Mahlzeit verzehrt werden. Lieber mäßig, aber wenn, dann hochwertig, lautet die Devise.
5. Eier sind wichtig bei der LCHF-Ernährung und dürfen gern täglich auf dem Speiseplan stehen.
6. Fisch darf durchaus fett sein – wie z. B. Lachs, Makrele oder Hering.
7. Beim Gemüse sind all die Sorten in geringem Maße einzusetzen, die kohlenhydratreich sind, also Knollen- und Wurzelgemüse wie Karotten oder Pastinaken.
8. Beim Obst sind Beeren in kleinen Mengen durchaus erlaubt, Obstsorten mit viel Fruchtzucker sind zu meiden.
9. Bei Milchprodukten auf den Fettanteil achten: je höher, desto besser. Hier hilft ein Blick auf die Zutatenangaben.
10. Nüsse sind meist reich an Kohlenhydraten – daher allenfalls in ganz geringen Mengen verzehren.

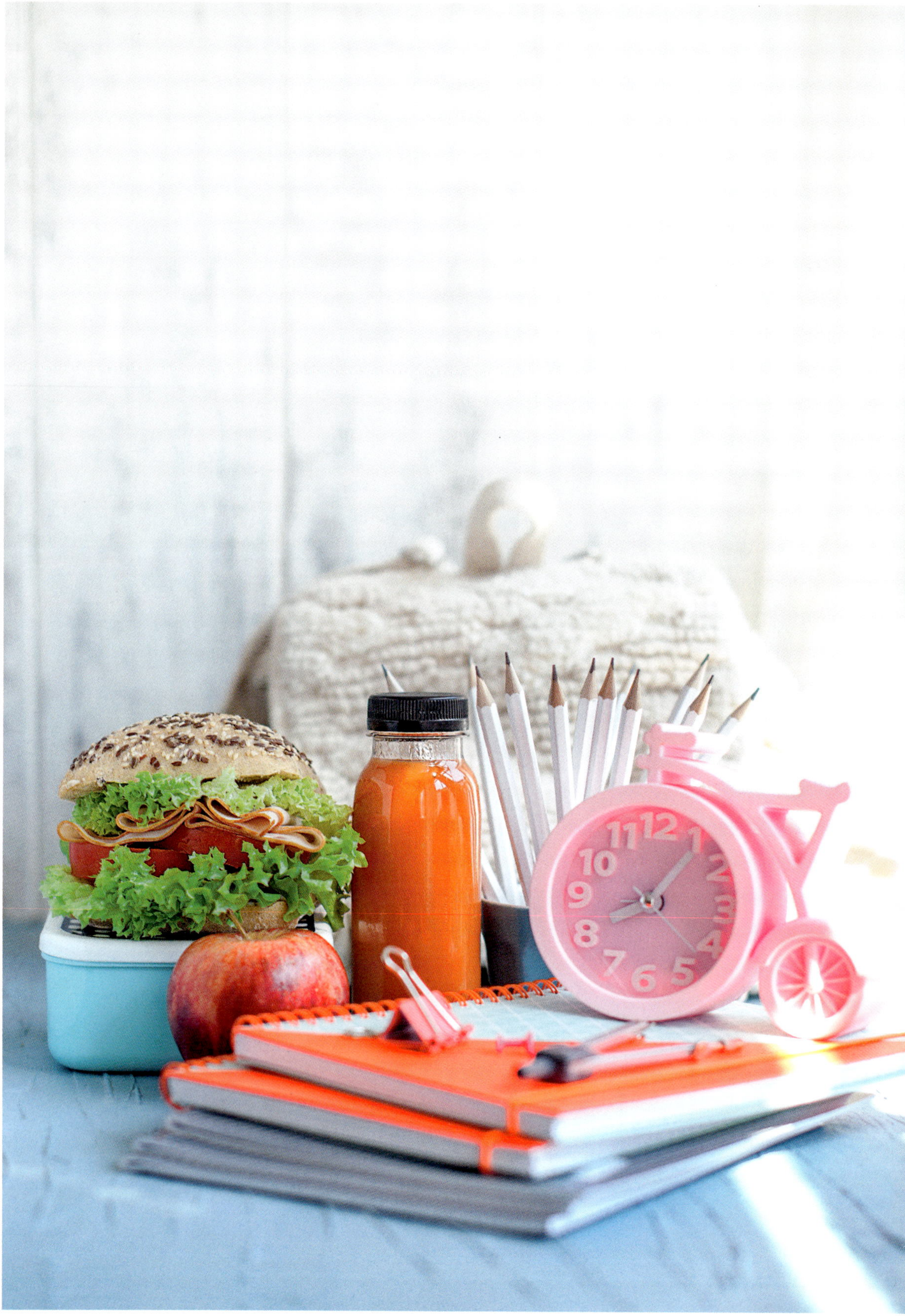

EIN GUTES TEAM: INTERVALLFASTEN MEETS LCHF

Das Grundprinzip des Intervallfastens besagt, dass man sich in den Essensphasen durchaus »normal« ernähren solle. Aber was heißt »normal«? Pasta und Pizza, ein bisschen Fastfood und schnelle Convenience-Produkte? Wenn durch das Intervallfasten schon neue positive Stoffwechselprozesse im Körper angestoßen werden, sollten diese jedoch in den Essensphasen tunlichst nicht durch schlechte Ernährung gestört oder unterbrochen werden.

Deshalb ist eine LCHF-Ernährung die perfekte Ergänzung zum Intervallfasten. Die gesundheitsfördernden Aspekte des Intervallfastens werden durch die LCHF-Ernährung nachhaltig unterstützt, die Vorteile beider Diätformen miteinander kombiniert. Davon profitiert dauerhaft das persönliche Wohlbefinden. Mehr noch: Studien haben erwiesen, dass die Kombination aus LCHF und Intervallfasten die Ernährungsform ist, bei der der Körperfettanteil am stärksten gesenkt wird. Auch für eine erwünschte Gewichtsreduktion bietet die Kombination aus Intervallfasten und LCHF also deutliche Vorteile.

SO LECKER

Sie haben sich für eine zu Ihrem Lebensrhythmus passende Form des Intervallfastens entschieden? Perfekt! Dann ist eine entscheidende Hürde ja bereits bewältigt. Jetzt kommt es darauf an, Ihre Essgewohnheiten an Ihre Vorsätze für eine gesunde Ernährung anzupassen. Wir haben im nachfolgenden Rezeptteil – aufgeteilt nach den drei Hauptmahlzeiten des Tages – LCHF-Gerichte zusammengestellt. Wenn Ihnen beim Lesen bereits das Wasser im Mund zusammenläuft: gut so! Denn Sie sollten mit dem guten Gefühl in Ihren neuen Ernährungsalltag starten, dass Intervallfasten in Kombination mit LCHF Sie nicht darben lässt, ganz im Gegenteil. Sie werden sich satt und glücklich fühlen – die beste Voraussetzung dafür, Ihre neue Ernährungsweise nicht gleich nach ein paar Wochen wieder aufzugeben.

Wenn Sie sich für den 1:1-Fastenrhythmus entschieden und vielleicht ein bisschen Sorge haben, wie und ob Sie das mit den Fastentagen gut hinbekommen und durchhalten, schauen Sie sich die Fastentagsvorschläge an, die wir im hinteren Teil des Buches zusammengestellt haben. Sie zeigen, dass man mit 600, 500 oder noch weniger Kalorien am Tag fasten und sich doch schmackhaft ernähren kann. Keine Sorge also: Auch Fastentage lassen sich kulinarisch und appetitlich gestalten.

Alle Gerichte lassen sich leicht und ohne große Mühen zubereiten. Sie werden zu Beginn der LCHF-Umstellung vielleicht ein paar Zutaten aus Ihren Vorratsschränken entfernen, dafür ein paar neue hinzunehmen. Der Rest ist einfach, schnell und unkompliziert zu handhaben – auch dann, wenn Ihnen im Alltag wenig Zeit zum Kochen bleibt.

Das Schöne an den Rezepten ist: Sie lassen sich flexibel Ihrem jeweiligen Essens- beziehungsweise Fastenrhythmus anpassen. Denn es bleibt jedem selbst überlassen, ob das Frühstück morgens schon um 7 Uhr oder erst um 11.30 Uhr erfolgt oder ob die Abendmahlzeit vielleicht schon um 17.30 Uhr eingenommen wird. Mit ein bisschen Übung werden Sie rasch Ihren persönlichen Rhythmus und Ihre individuellen Rezeptfavoriten herausfinden. Reichlich Anregungen liefert Ihnen dieses Buch.

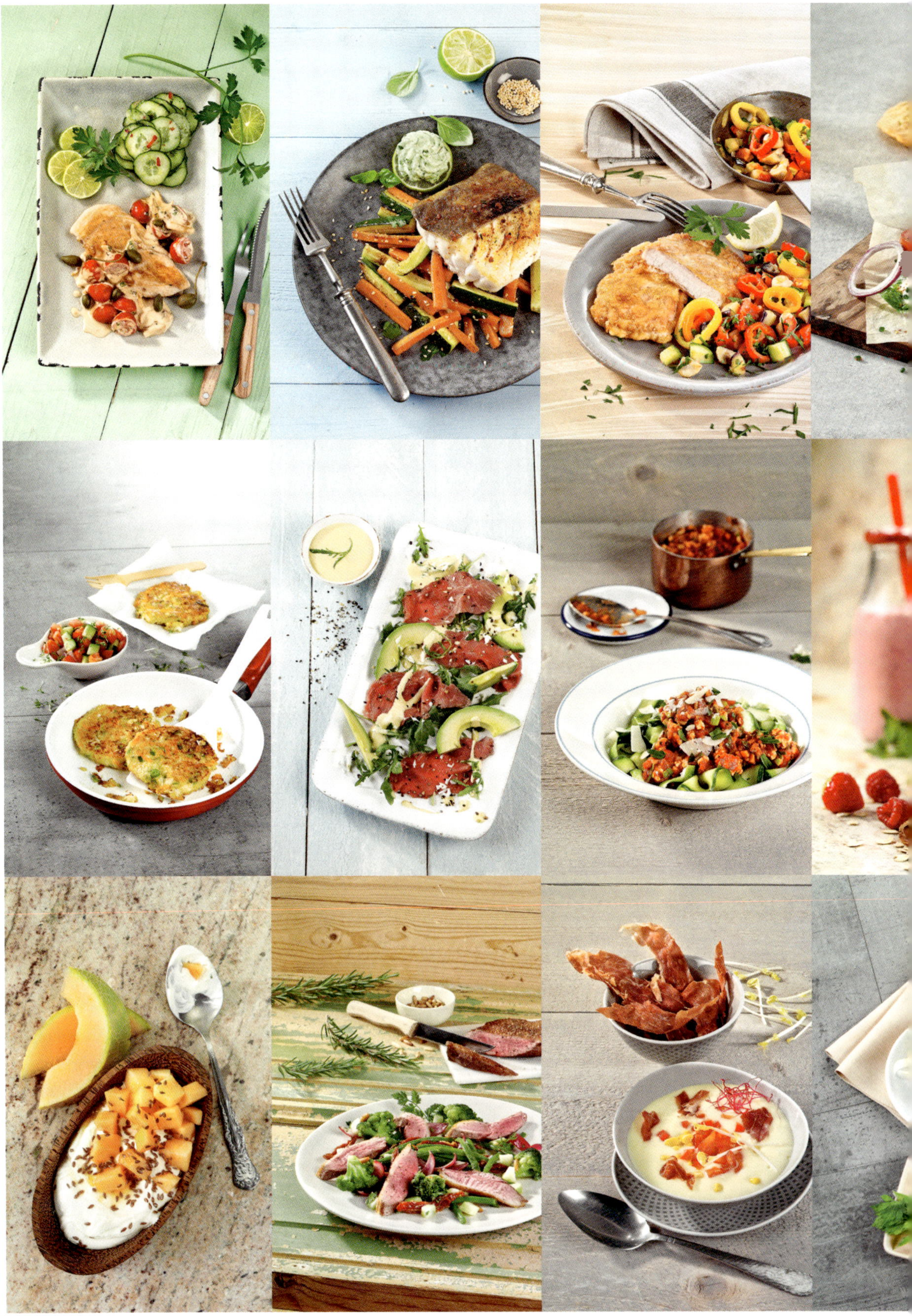

DIE REZEPTE

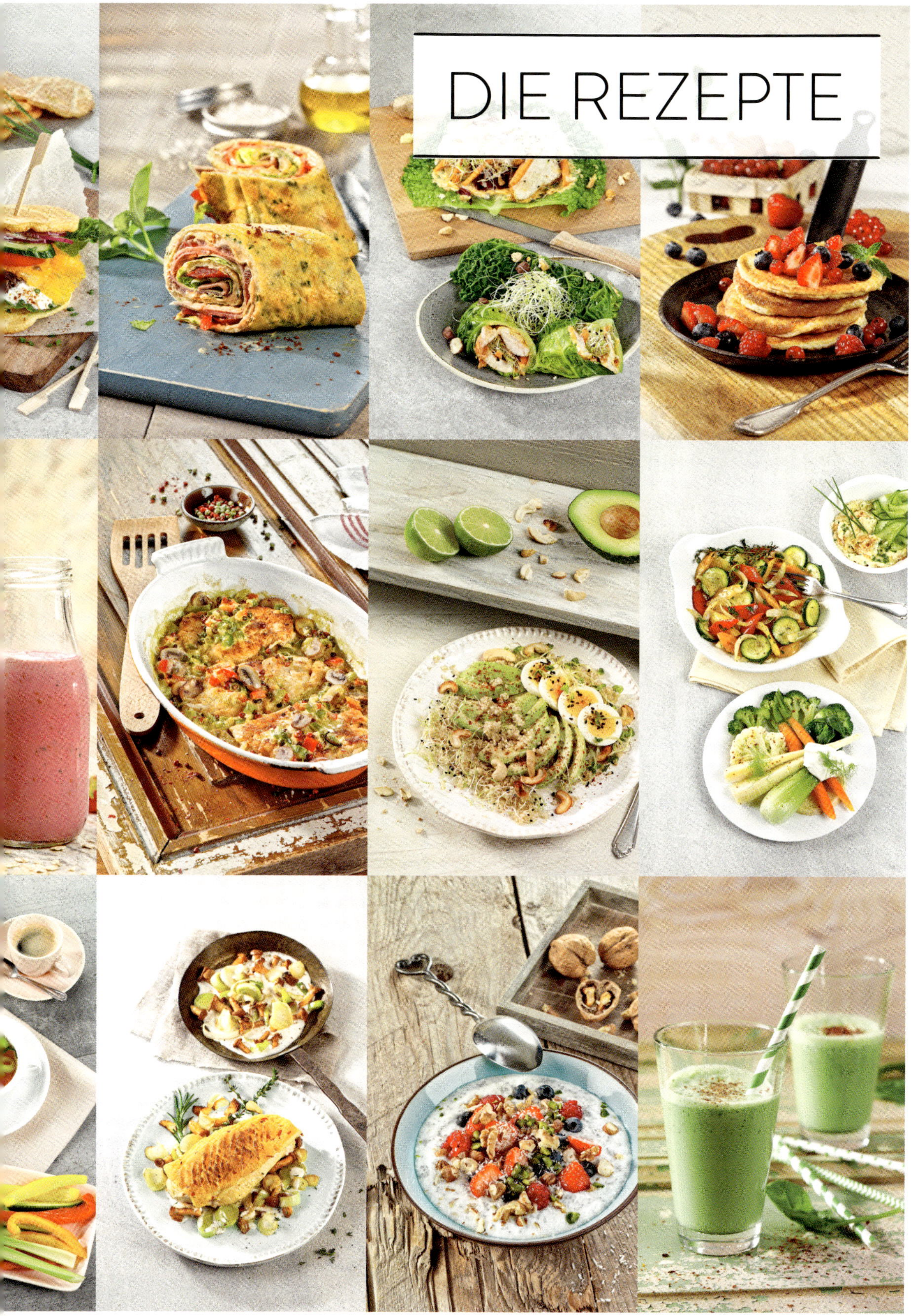

FRÜHSTÜCK

Frühstück gut – alles gut! Für Morgenlerchen ist das Frühstück die wichtigste Mahlzeit des Tages. Auch unter den Vorzeichen eines LCHF-Diät kann die erste Mahlzeit des Tages für den perfekten Start in den Tag sorgen. Ob Eier, Obst oder Fisch: Der kulinarischen Fantasie sind dabei (fast) keine Grenzen gesetzt. Mehr noch: Wer sich einmal vom »klassischen« deutschen Standardfrühstück mit Brot, Butter, Wurst und Käse verabschiedet hat, wird schnell entdecken, wie viel Power-Potenzial in einer leckeren Frühstücksrunde steckt. Energie auftanken für einen langen und anstrengenden Tag und sich dabei richtig wohlfühlen: So wird die Diät zum köstlichen Vergnügen.

TOMATEN

MIT JOGHURT-THUNFISCH-FÜLLUNG

Für 4 Personen
Zubereitungszeit: 10 Minuten

2 Eier, hart gekocht
5 EL Joghurt
1 Dose Thunfisch natur (120 g)
3 EL Olivenöl
Salz
frisch gemahlener schwarzer Pfeffer
4 Tomaten
¼ Beet Kresse
4–6 Blätter Basilikum
2 kleine Frühlingszwiebeln

Pro Portion
214 kcal, 12 g E, 16 g F, 3 g KH

1) Die Eier hacken. Eier, Joghurt, Thunfisch und Olivenöl vermengen. Mit Salz und Pfeffer würzen.

2) Die Tomaten waschen, einen Deckel abschneiden und mit einem Löffel aushöhlen. Die Kräuter waschen und trockenschütteln, die Frühlingszwiebeln putzen und in Ringe schneiden.

3) Die Ei-Thunfisch-Mischung in die Tomaten füllen und alles mit den Kräutern und Frühlingszwiebelringen garniert servieren.

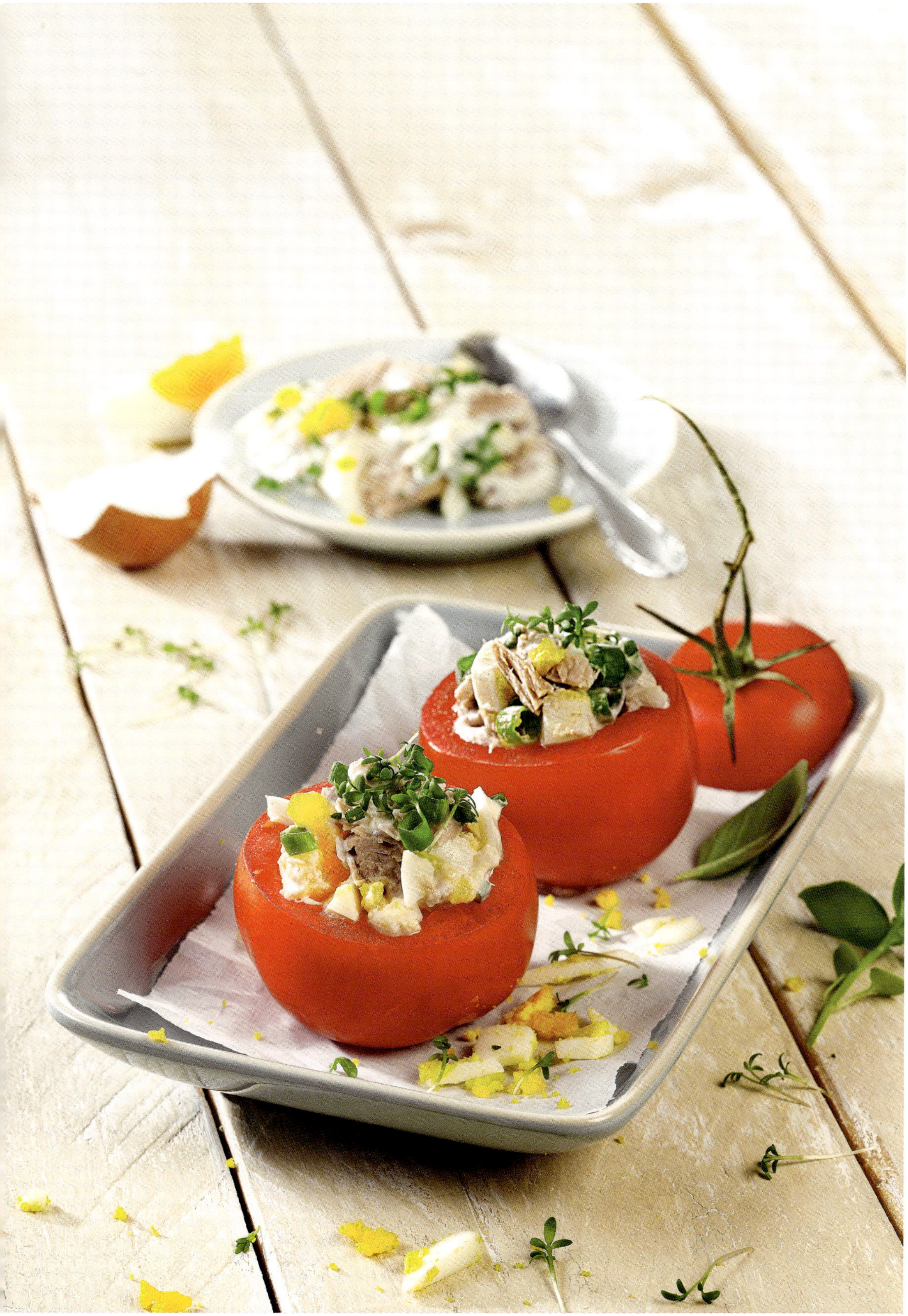

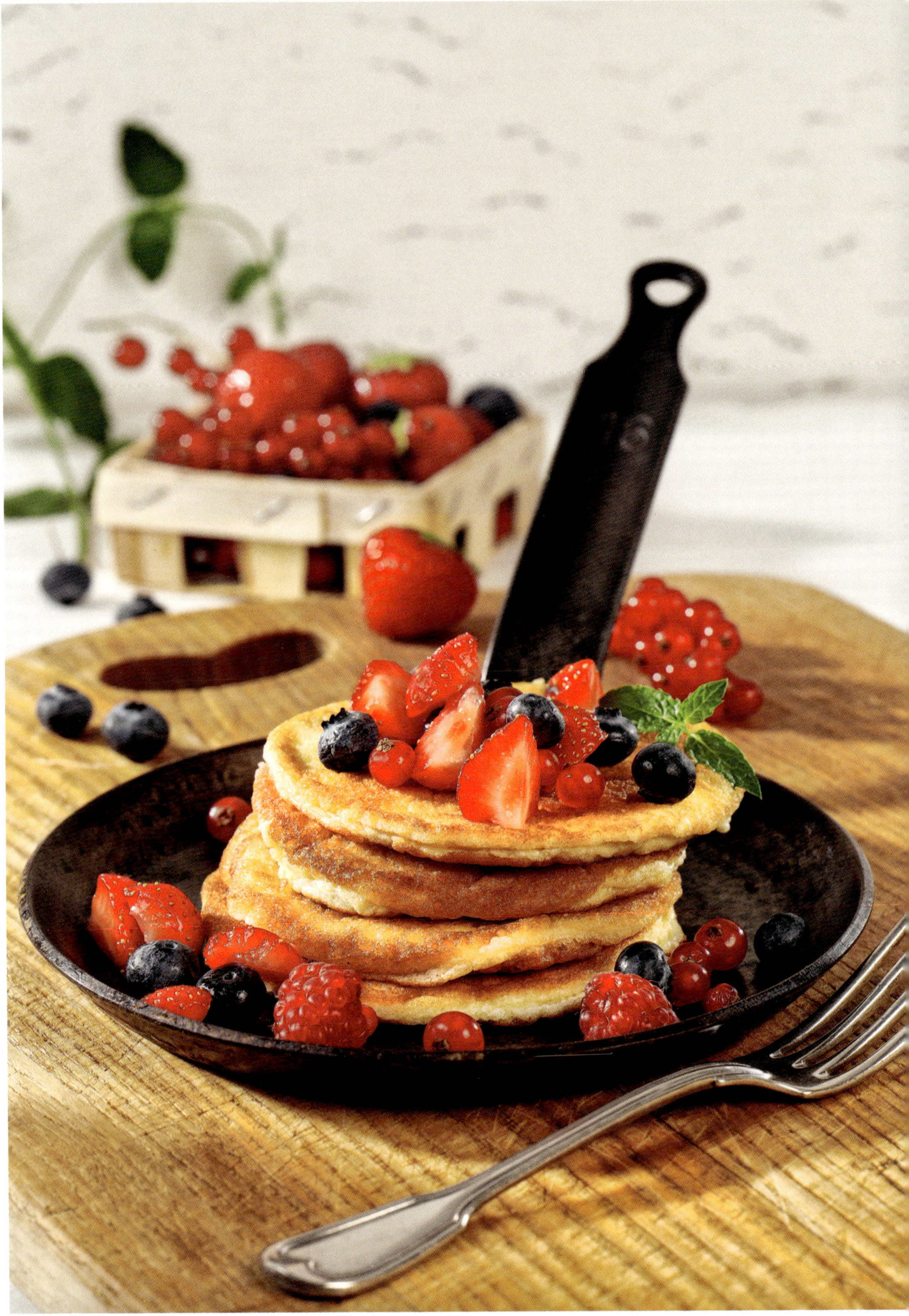

EIERKUCHEN

MIT FRISCHEN BEEREN

Für 4 Personen
Zubereitungszeit: 15 Minuten

100 g frische Beeren
(Erdbeeren, Heidelbeeren,
Himbeeren, Johannisbeeren)
3 Eier
40 g Frischkäse
50 g Macadamianüsse
½ TL Weinsteinbackpulver
2 EL Kokosöl
1 Stängel frische Minze

Pro Portion
232 kcal, 8 g E, 19 g F, 3 g KH

1) Die Beeren verlesen, waschen und in einem Sieb abtropfen lassen. In ein Schälchen geben und beiseitestellen.

2) Zwei Eier trennen. Eigelb und ein ganzes Ei mit dem Frischkäse verrühren. Die Nüsse und das Backpulver dazugeben und im Standmixer alles fein pürieren. Das Eiweiß steif schlagen und unter die Teigmasse heben.

3) Das Kokosöl in einer Pfanne bei mittlerer Temperatur erhitzen und aus dem Teig darin portionsweise vier kleine Eierkuchen backen: Es dauert pro Seite etwa 2–3 Minuten, bis sie goldbraun sind.

4) Die Minze waschen und trockenschütteln. Die Eierkuchen mit den Beeren und mit Minze dekoriert servieren.

SPINAT-LASSI

Für 4 Personen
Zubereitungszeit: 5 Minuten

160 g Spinat
300 g griechischer Joghurt (10 % Fett)
200 ml Milch
Meersalz
4 EL Honig
3 EL Zitronensaft
300 ml kaltes kohlensäurehaltiges Mineralwasser
scharfes Chilipulver zum Dekorieren

Pro Portion
1165 kcal, 3 g E, 6 g F, 11 g KH

Den Spinat waschen und gut abtropfen lassen. Mit Joghurt, Milch, einer Prise Meersalz, Honig und Zitronensaft im Standmixer fein pürieren. Das Mineralwasser zugeben, nochmals mixen und Lassi in Gläser verteilen. Mit Chilipulver bestreuen und sofort servieren.

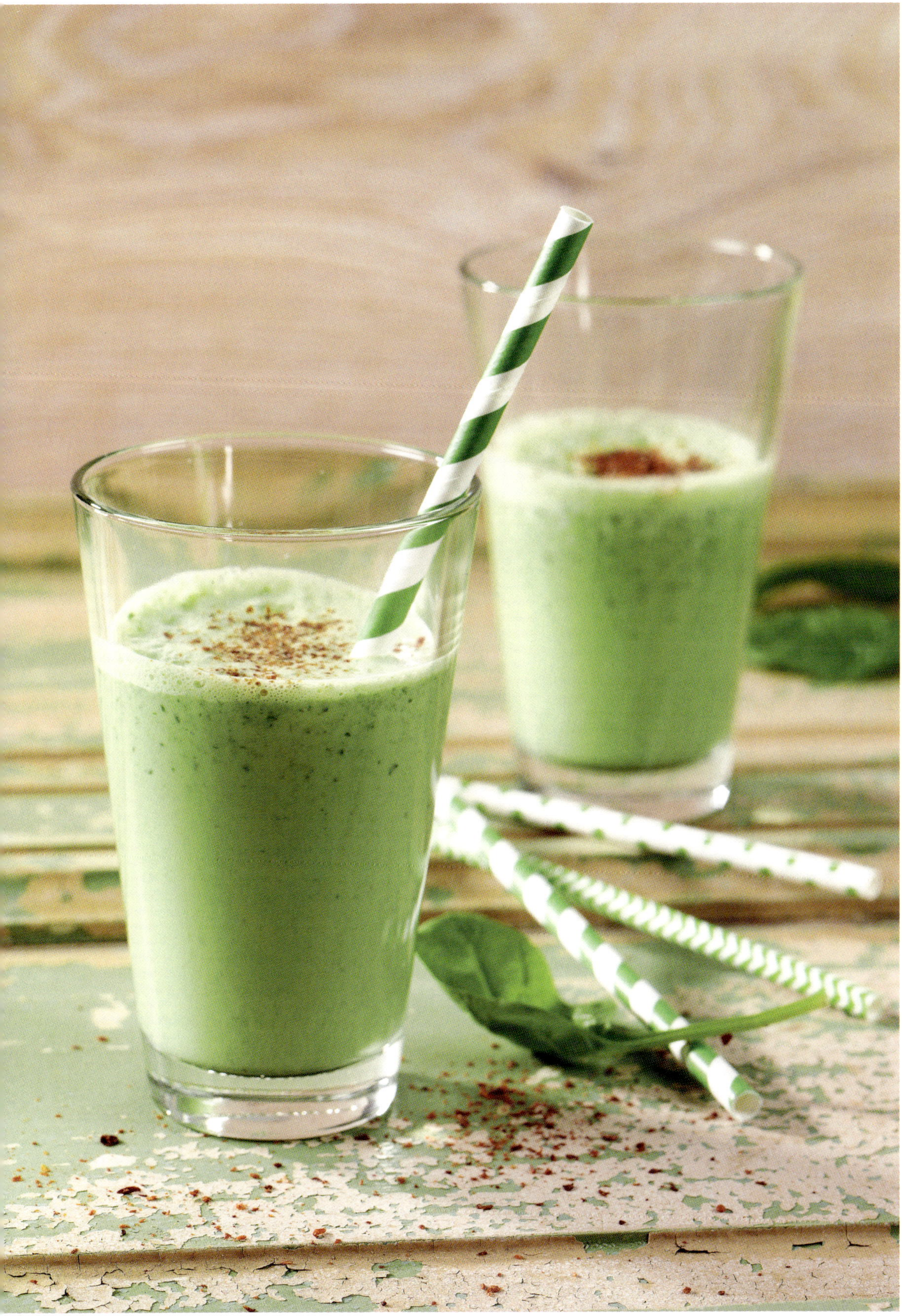

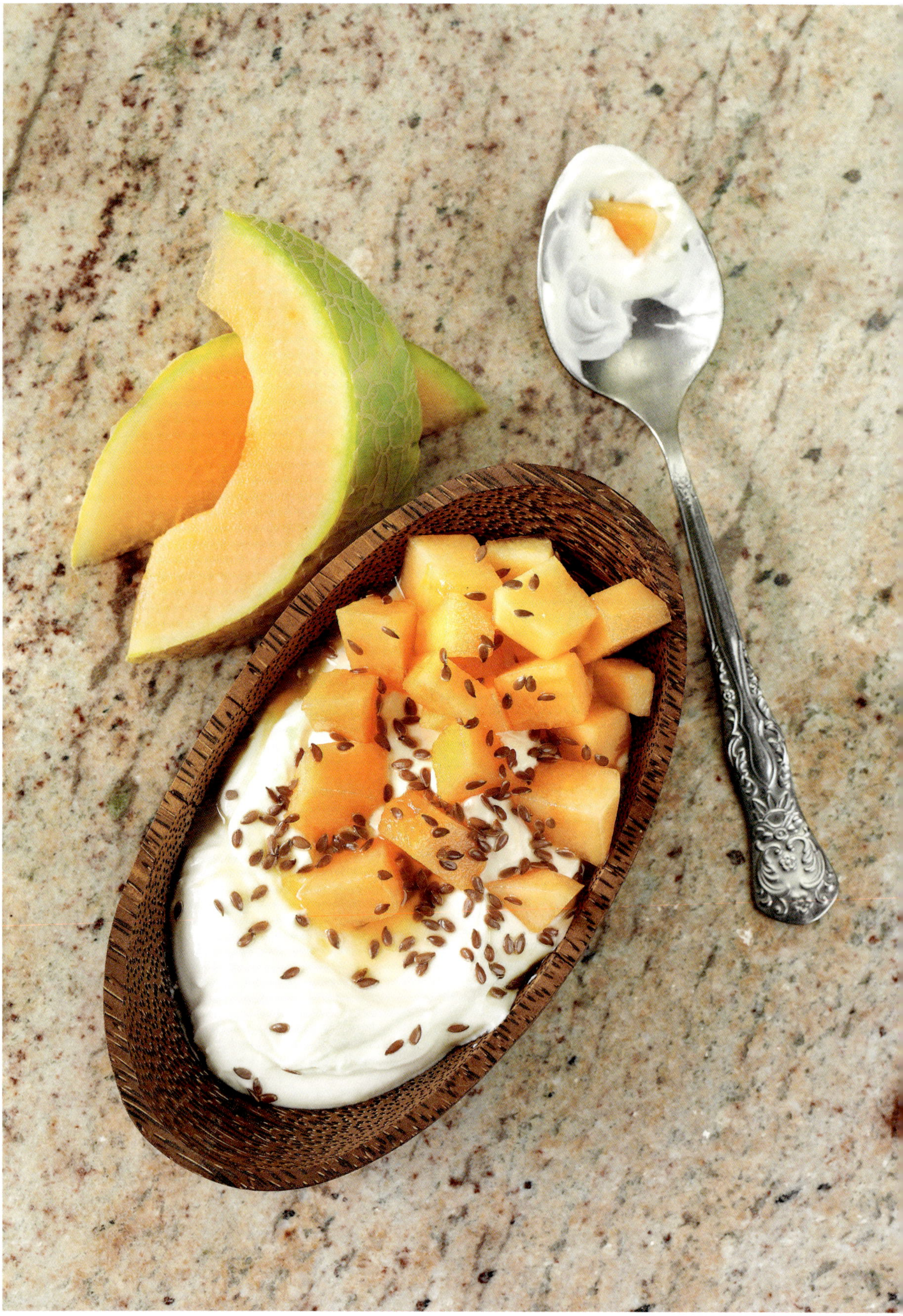

MELONENQUARK

Für 4 Personen
Zubereitungszeit: 5 Minuten

½ Cantaloupe-Melone
2 EL Honig
400 g Joghurt
600 g Magerquark
2 EL Leinsamen

Pro Portion
263 kcal, 26 g E, 5 g F, 25 g KH

Die Melone halbieren, von den Samen befreien, schälen und würfeln. Honig, Joghurt und Quark verrühren. Die Melonenstücke darauflegen und mit Leinsamen bestreut servieren.

QUARKBROT

MIT BUNTEM FRISCHKÄSEAUFSTRICH

Für 4 Personen
Zubereitungszeit: 10 Minuten
Quellzeit: 20 Minuten
Backzeit: 40 Minuten

Für das Brot:
75 g Sonnenblumenkerne
375 g Magerquark
75 g Leinsamen
75 g Weizenkleie
75 g Sojamehl
1 TL Salz
1 Pck. Backpulver
3 Eier

Für die Aufstriche:
½ kleine Salatgurke
½ Beet Kresse
4 Radieschen
1 Frühlingszwiebel
150 g Frischkäse
1 TL Ajvar
Salz
frisch gemahlener schwarzer Pfeffer
½ TL Currypulver
20 g Lauchsprossen
½ Schale Rote-Bete-Sprossen
(etwa 20 g)

Pro Portion
541 kcal, 36 g E, 29 g F, 28 g KH

1) Für das Quarkbrot den Backofen auf 200 °C (Ober-/Unterhitze, 180 °C Umluft) vorheizen. Die Zutaten für das Brot miteinander verkneten und den Teig abgedeckt an einem warmen Ort etwa 20 Minuten quellen lassen. Den Teig in eine gefettete Kastenform geben und im vorgeheizten Backofen auf der mittleren Schiene etwa 40 Minuten backen.

2) Währenddessen die Gurke waschen und würfeln. Die Kresse waschen und trockenschütteln. Die Radieschen waschen und in dünne Scheiben schneiden, die Frühlingszwiebel putzen und in dünne Ringe schneiden. 50 g Frischkäse mit dem Ajvar verrühren sowie mit Salz und Pfeffer würzen. Weitere 50 g Frischkäse mit dem Currypulver verrühren und ebenfalls mit Salz sowie Pfeffer würzen.

3) Das Brot aus dem Backofen nehmen und etwas abkühlen lassen. In Scheiben schneiden und die Scheiben etwa zu gleichen Teilen mit Curryfrischkäse, Ajvarfrischkäse und übrigem Frischkäse bestreichen.

4) Ajvarfrischkäse mit Gurkenwürfeln und Kresse dekorieren. Curryfrischkäse mit Radieschen und Lauchsprossen dekorieren. Den Frischkäse natur mit Frühlingszwiebelringen und Rote-Bete-Sprossen dekorieren.

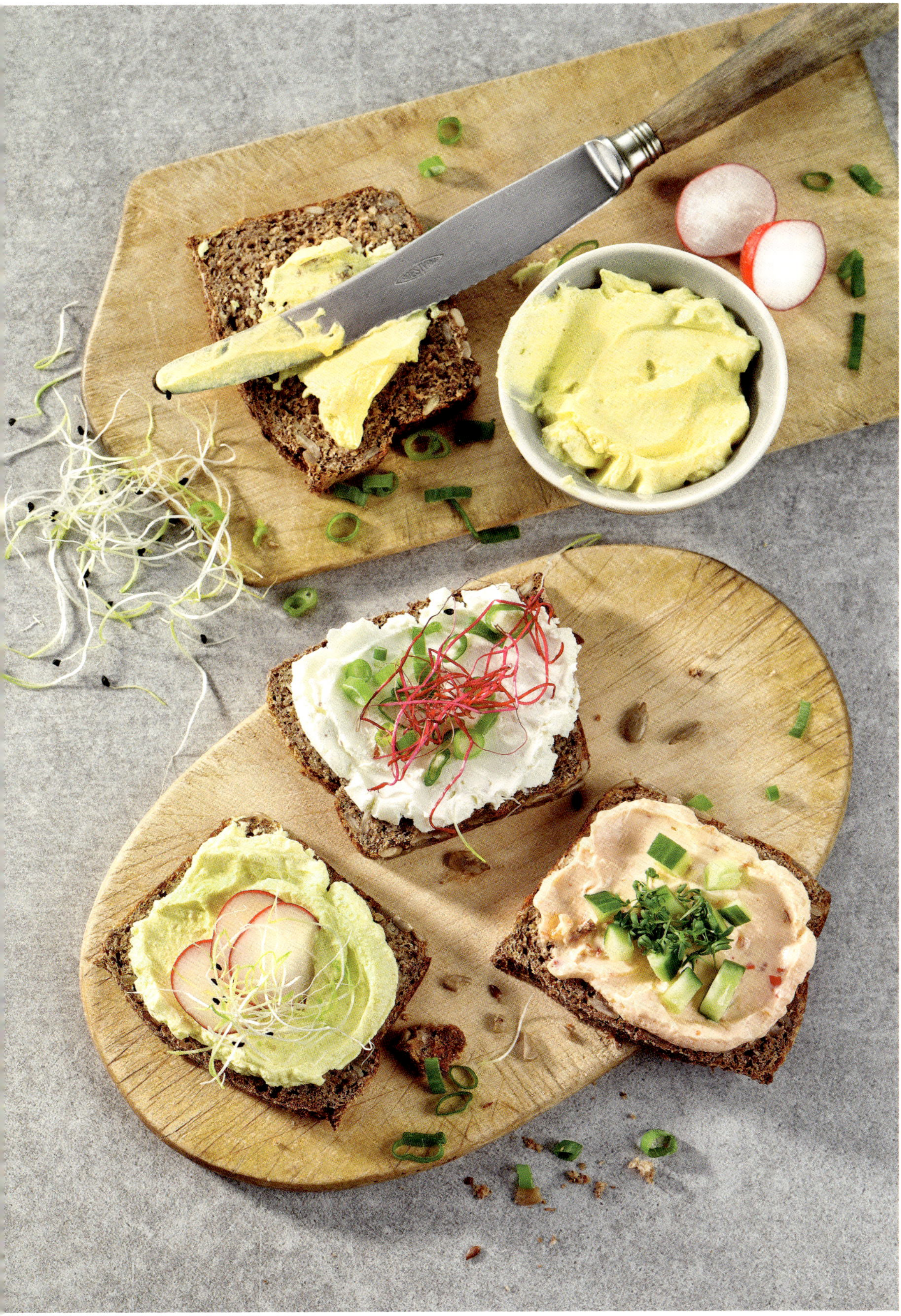

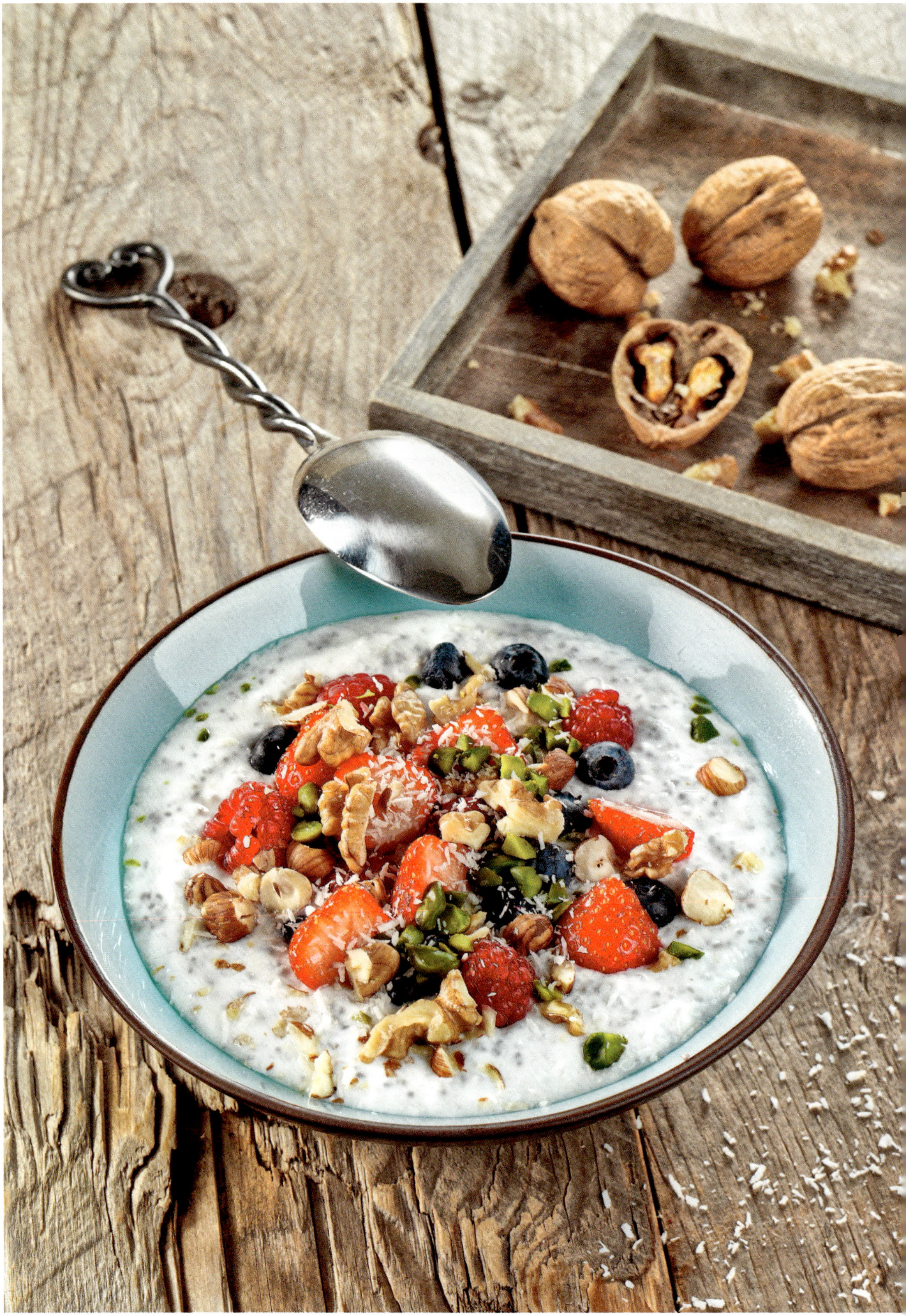

CHIA-PUDDING

MIT FRÜCHTEN UND NÜSSEN

Für 4 Personen
Zubereitungszeit: 15 Minuten

80 g Chia-Samen
320 ml Mandelmilch
320 ml Kokosmilch
120 g Erdbeeren
120 g Himbeeren
80 g Heidelbeeren
Agavendicksaft oder ein anderes Süßungsmittel nach Belieben
4 EL Granatapfelkerne
1 EL Haselnusskerne
1 EL Walnusskerne
1 TL Pistazienkerne
4 EL Kokosflocken

Pro Portion
208 kcal, 5 g E, 13 g F, 14 g KH

1) Die Chia-Samen mit der Milch in einer Schüssel verrühren und mindestens 10 Minuten quellen lassen. Die Früchte putzen und waschen, gut abtropfen lassen. Die Erdbeeren halbieren, große Früchte in Stücke schneiden.

2) Chia-Pudding nach Belieben etwas süßen, dann in eine Schüssel geben. Beeren, Granatapfelkerne, Nüsse, Pistazien und Kokosflocken auf dem Chia-Pudding anrichten und servieren.

LOW-CARB-WRAP

MIT SALAT-TOMATEN-FÜLLUNG

Für 4 Personen
Zubereitungszeit: 15 Minuten

Für den Teig:
3 Eier
25 ml Olivenöl
125 g Mozzarella
¼ Bund glatte Petersilie
15 g gemahlene Mandelkerne
½ TL Himalayasalz
frisch gemahlener schwarzer Pfeffer

Für den Belag:
4 Tomaten
4 Blätter Eisbergsalat oder Gartensalat
200 g Paprika-Peperoni-Frischkäse
12 Scheiben Schinkenwurst, sehr dünn geschnitten
1 Msp. edelsüßes geräuchertes Paprikapulver

Außerdem:
Basilikumspitzen und Chiliflocken zum Dekorieren

Pro Portion
449 kcal, 33 g E, 32 g F, 3 g KH

1) Für den Teig den Backofen auf 195 °C (Ober-/Unterhitze, 175 °C Umluft) vorheizen. Ein Backblech mit Backpapier belegen. Eier und Olivenöl in ein hohes Gefäß geben. Den Mozzarella abtropfen lassen, in kleine Stücke schneiden und dazugeben. Alles sehr fein pürieren.

2) Die Petersilie waschen, trockenschütteln und fein hacken. Die Mandelkernen dazugeben, alles mit Salz und Pfeffer würzen, dann gut verrühren. Den Teig sehr dünn auf dem ganzen Blech verteilen. Im vorgeheizten Backofen auf der mittleren Schiene etwa 8 Minuten backen. Aus dem Ofen nehmen, die Teigplatte in vier Stücke schneiden und auf einem Gitter 5 Minuten abkühlen lassen.

3) Für den Belag die Tomaten waschen, von den Stielansätzen befreien und in hauchdünne Scheiben schneiden. Den Salat waschen und trockenschütteln. Jedes Teigstück gleichmäßig mit Frischkäse bestreichen und mit je drei Scheiben Wurst belegen. Die Tomatenscheiben und den Salat auf die Wurstscheiben legen. Mit Paprikapulver würzen und die Wraps aufrollen.

4) Die Basilikumspitzen waschen und trockenschütteln. Die Wraps mit Basilikum und Chiliflocken dekoriert servieren.

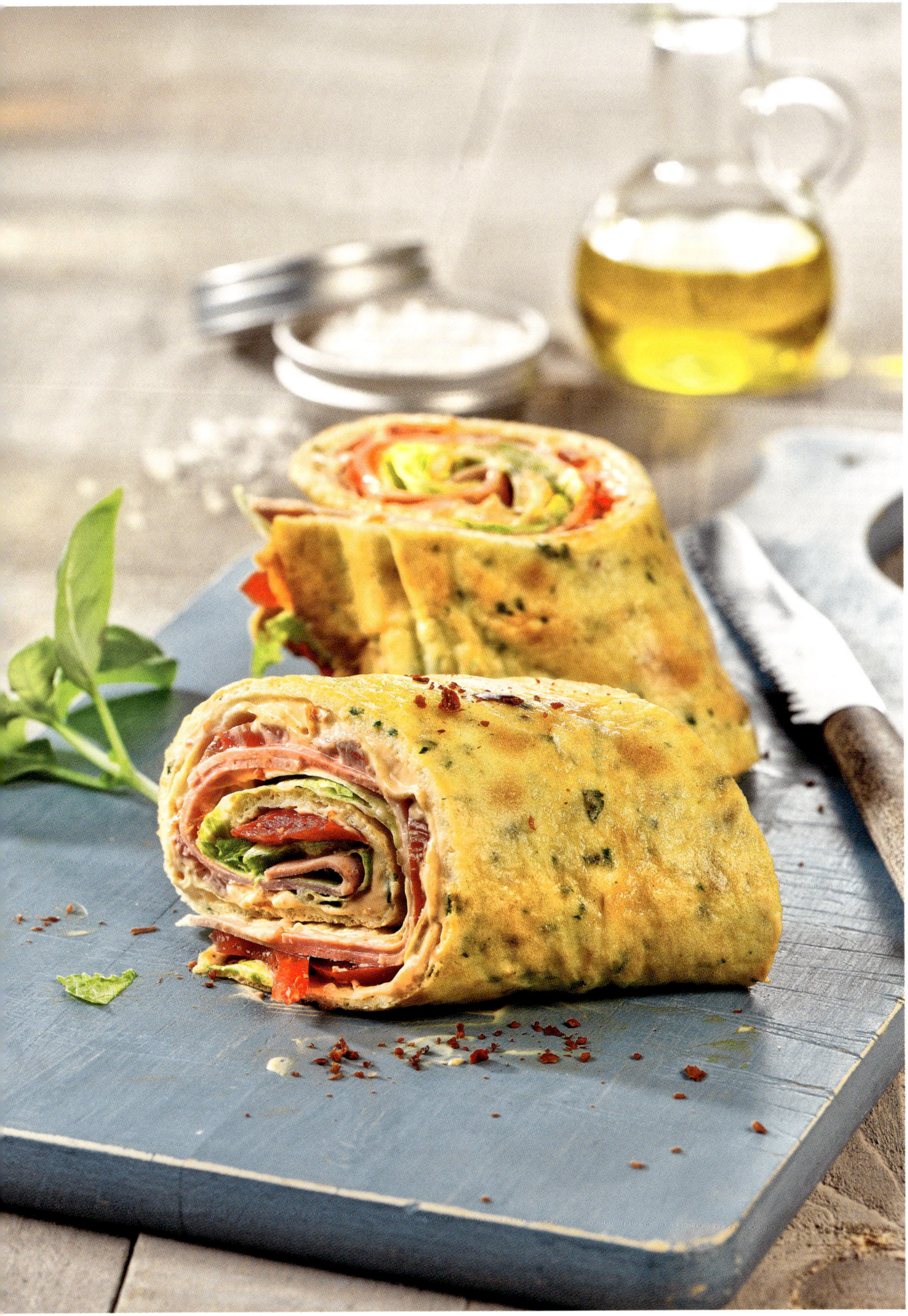

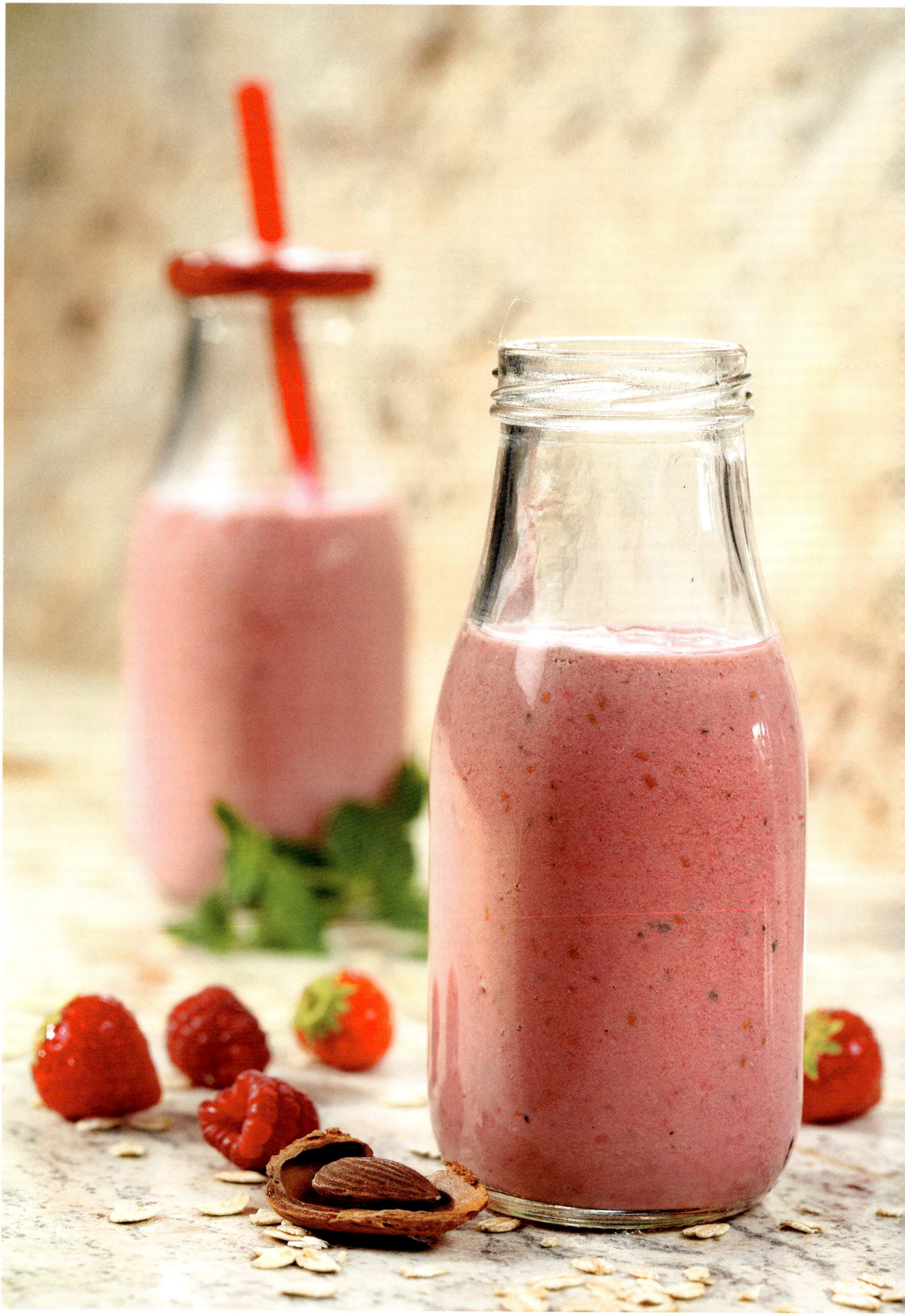

HIMBEER-ERDBEER-SMOOTHIE

Für 4 Personen
Zubereitungszeit: 5 Minuten

125 g Himbeeren
125 g Erdbeeren
2 Stängel Minze
100 g Joghurt
50 g gemahlene Mandelkerne
50 g Haferflocken
200 ml Milch oder Nussdrink

Pro Portion
183 kcal, 8 g E, 9 g F, 12 g KH

1) Die Beeren putzen und waschen. Die Minze waschen, trockenschütteln und die Blätter abzupfen. Beeren, Minze, Joghurt, Mandelkerne und Haferflocken in einen hohen, schmalen Becher geben und mit dem Stabmixer pürieren.

2) Milch und 250 ml Wasser dazugeben und noch mal mixen. Nach Belieben mit mehr Wasser auffüllen. In Gläser füllen und servieren.

SPIEGELEIER

MIT BACON, RUCOLA UND AVOCADOCREME

Für 4 Personen
Zubereitungszeit: 15 Minuten

1 Avocado
1–2 EL Zitronensaft
50 g Frischkäse
Meersalz
1 Prise Piment d'Espelette
1 Handvoll Rucola
2 EL Olivenöl
12 Scheiben Bacon
8 Eier

Pro Portion
550 kcal, 21 g E, 50 g F, 2 g KH

1) Die Avocado schälen, halbieren und vom Kern befreien. Das Fruchtfleisch in Streifen schneiden und mit dem Zitronensaft beträufeln. Mit einer Gabel zerdrücken und mit dem Frischkäse verrühren. Mit Meersalz und Piment d'Espelette würzen. Die Creme auf Tellern jeweils am Rand anrichten.

2) Den Rucola waschen, trockenschütteln und lange Stiele abschneiden.

3) Das Öl in einer Pfanne bei mittlerer Temperatur erhitzen und die Baconstreifen darin auf jeder Seite 1–2 Minuten kross backen. Den Bacon an den Pfannenrand schieben. Mittig die Eier aufschlagen und bis zur gewünschten Konsistenz braten.

4) Jeweils zwei Spiegeleier mittig auf Teller geben, jeweils drei Baconscheiben und den Rucola darauf anrichten. Alles mit Salz und Piment d'Espelette gewürzt servieren.

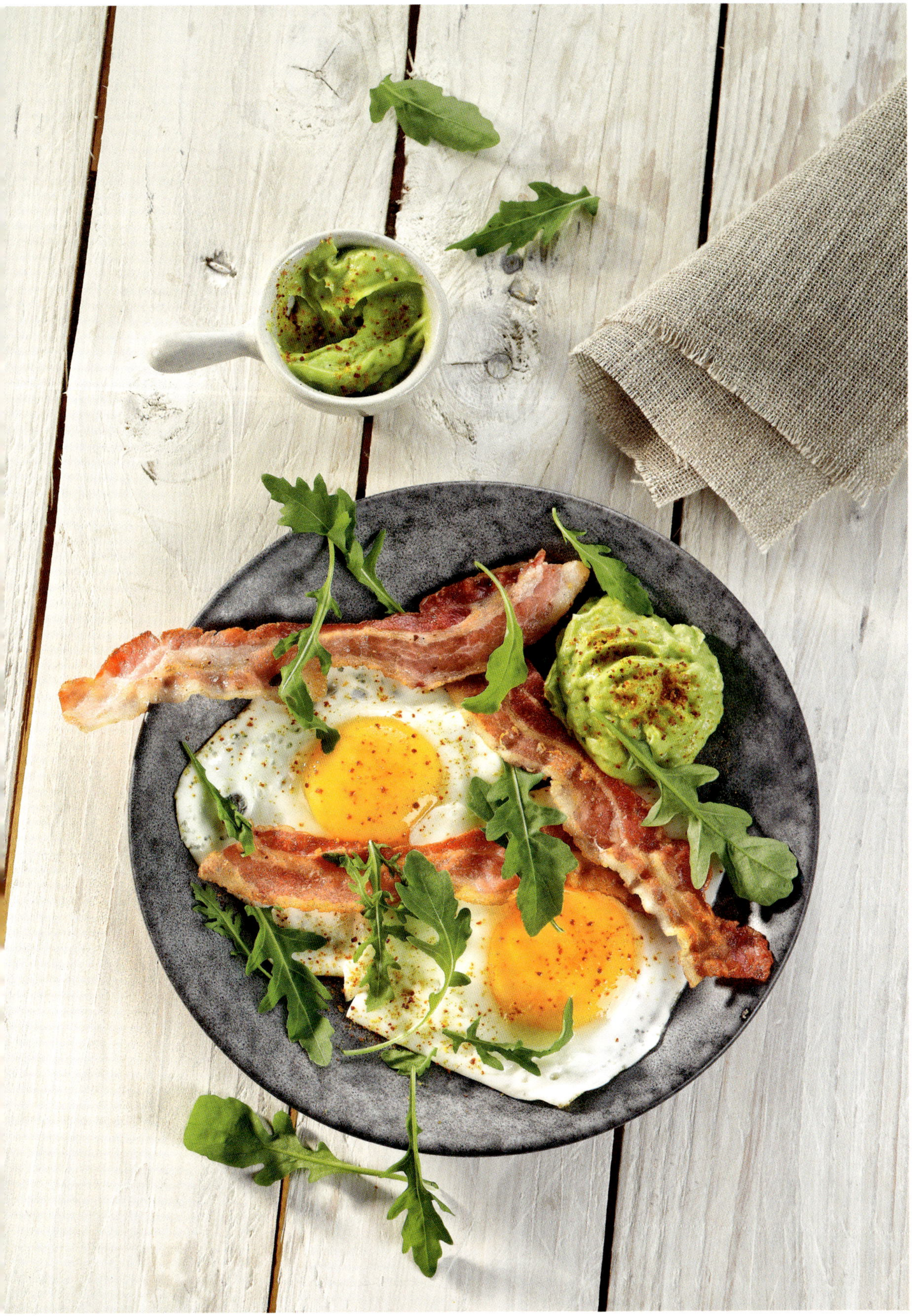

OMELETT

MIT BUNTER FÜLLUNG

Für 4 Personen
Zubereitungszeit: 20 Minuten

16 Kirschtomaten
160 g orange und rote
  Mini-Paprikaschoten
1 große Avocado
1–2 EL Zitronensaft
1 Bund Frühlingzwiebeln
½ Bund Kerbel
6 Eier
3 EL Sahne
Meersalz
frisch gemahlener schwarzer Pfeffer
3 EL Olivenöl

Pro Portion
368 kcal, 11 g E, 30 g F, 10 g KH

1) Die Tomaten waschen. Die Paprikaschoten waschen, von Stielansätzen und Samen befreien. Tomaten in Scheiben, Paprika in dünne Ringe schneiden. Die Avocado schälen, halbieren, vom Kern befreien und würfeln. Mit dem Zitronensaft beträufeln. Die Frühlingszwiebeln putzen, waschen und in Ringe schneiden.

2) Den Kerbel waschen, trockenschütteln, die Blätter abzupfen und hacken. Die Eier in einer Schüssel mit Sahne sowie jeweils 1 Msp. Salz und Pfeffer verquirlen.

3) Das Öl in einer Pfanne bei mittlerer Temperatur erhitzen und nacheinander vier Omeletts darin backen. Sobald sich die Unterseite nach etwa 1 Minute vom Pfannenboden lösen lässt, das Omelett wenden und auf der anderen Seite in etwa 1–2 Minuten goldbraun backen.

4) Jeweils ein Viertel des Gemüses auf einem Omelett verteilen und miterwärmen. Mit Salz und Pfeffer würzen und mit Kerbel bestreuen. Die Omeletts vorsichtig in der Mitte zusammenklappen und auf Tellern servieren.

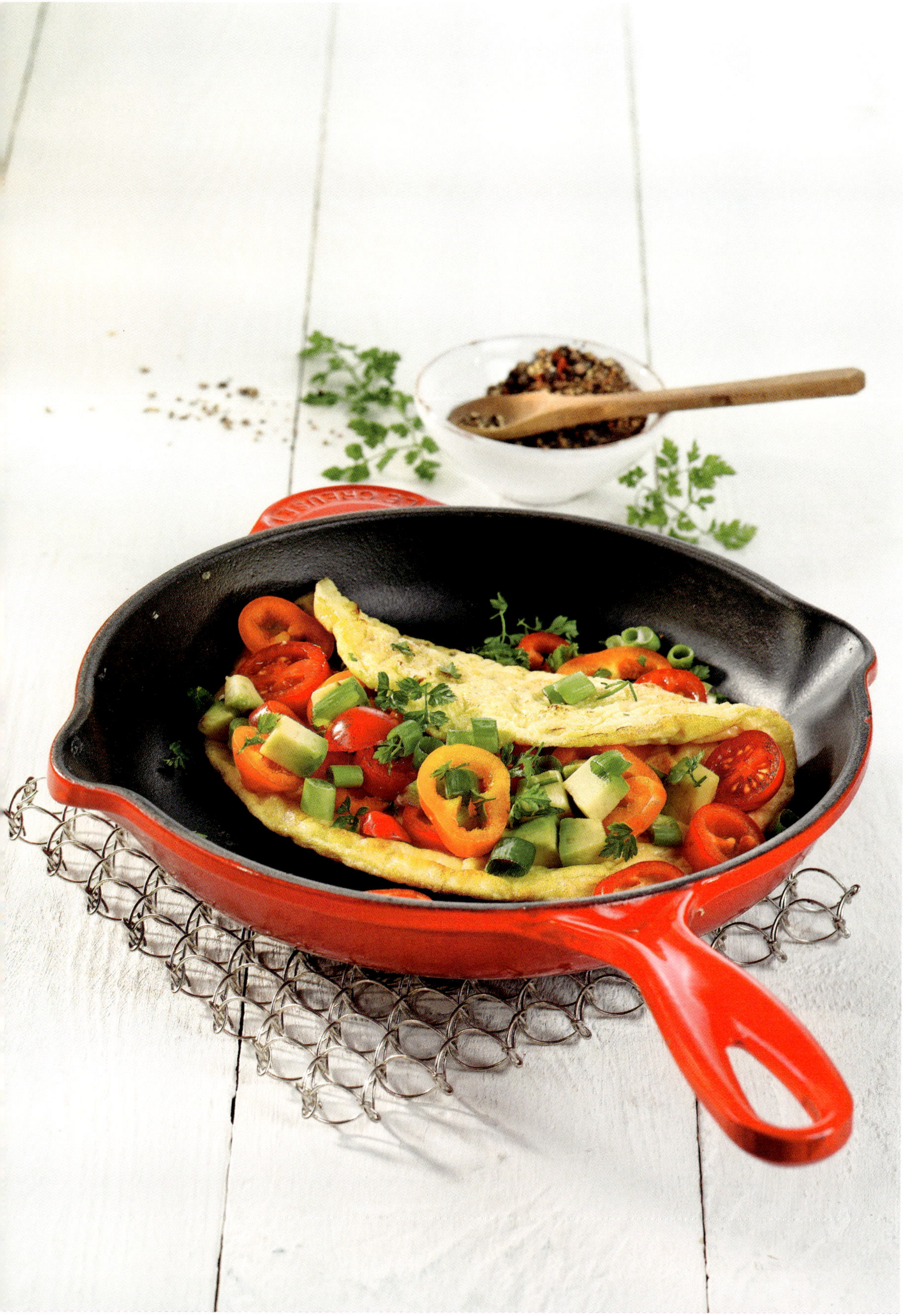

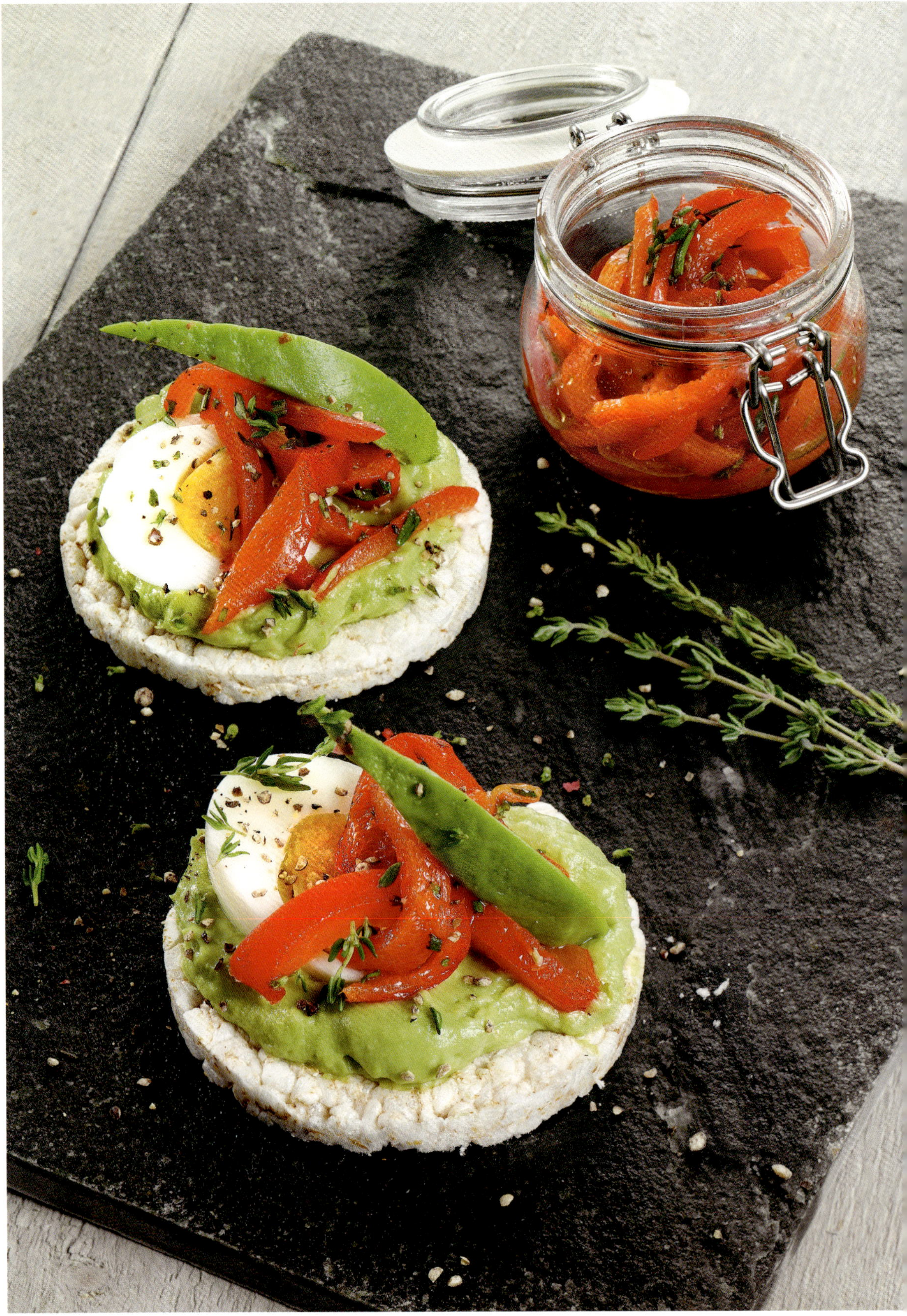

REISWAFFEL

MIT AVOCADOCREME UND EINGELEGTER PAPRIKA

Für 4 Personen
Zubereitungszeit: 35 Minuten
Zeit zum Durchziehen: 30 Minuten

Für die eingelegten Paprikaschoten:
2 rote Paprikaschoten
6 Zweige Thymian
2 Zweige Rosmarin
4 EL Olivenöl
1 EL Apfelessig
2 Knoblauchzehen
Salz
frisch gemahlener schwarzer Pfeffer

Für die Creme:
1 sehr reife Avocado
1–2 EL Zitronensaft
1 EL Quark
Salz
frisch gemahlener schwarzer Pfeffer
1 Msp. Cayennepfeffer

Außerdem:
4 Eier
4 Reiswaffeln

Pro Portion
382 kcal, 10 g E, 28 g F, 15 g KH

1) Den Backofen mit zugeschalteter Grillstufe auf 220 °C erhitzen (Umluft nicht geeignet). Die Paprikaschoten waschen, von Stielansätzen und Samen befreien, halbieren und mit der Haut nach oben auf ein mit Backpapier belegtes Backblech legen. Unter dem Backofengrill rösten, bis die Haut dunkel wird und Blasen wirft – das dauert etwa 10 Minuten.

2) Die Paprikastücke in einen Gefrierbeutel geben und darin etwa 20 Minuten ziehen lassen. Die Haut abziehen und die Paprika in Streifen schneiden. Die Kräuter waschen, trockenschütteln und fein hacken. In einer Schüssel mit Öl und Essig verrühren. Den Knoblauch abziehen und dazupressen. Die Paprikastreifen dazugeben, mit Salz sowie Pfeffer würzen und etwa 30 Minuten ziehen lassen.

3) Währenddessen die Eier 5 Minuten kochen. Die Avocado schälen, halbieren und vom Kern befreien und würfeln, dabei vier schmale Schnitze für die Dekoration beiseitelegen. Mit Zitronensaft beträufeln und die Würfel mit einer Gabel zerdrücken. Den Quark unterrühren und die Creme mit Salz, Pfeffer und Cayennepfeffer abschmecken.

4) Die Eier abschrecken, pellen und halbieren. Die Reiswaffeln mit Avocadocreme bestreichen, jeweils mit zwei Eihälften belegen und mit der eingelegten Paprika anrichten. Mit Salz und Pfeffer bestreut servieren.

WALNUSSBROT

MIT GURKENMOUSSE UND RÄUCHERLACHS

Für 4 Personen
Zubereitungszeit: 20 Minuten
Quellzeit: 10 Minuten
Backzeit: 40 Minuten
Kühlzeit: 3 Stunden

Für das Walnussbrot:
100 g Walnusskerne
50 g geschroteter Leinsamen
50 g Weizenkleie
50 g neutrales Eiweißpulver
1 TL Backpulver
1 TL Salz
2 Eier
250 g Magerquark

Für die Gurkenmousse:
3 Blätter Gelatine
1 große Salatgurke
¼ Bund Estragon
1 unbehandelte Limette
1 rote Chilischote
150 g Schmand
Salz
frisch gemahlener schwarzer Pfeffer
125 g Sahne

Außerdem:
400 g Räucherlachs, in Scheiben geschnitten

Pro Portion
686 kcal, 43 g E, 48 g F, 13 g KH

1) Für das Walnussbrot den Backofen auf 180 °C (Ober-/Unterhitze, 160 °C Umluft) vorheizen. Die Walnusskerne hacken. Die Hälfte davon mit Leinsamen, Weizenkleie, Eiweißpulver, Backpulver und Salz mischen. Eier und Quark in einer großen Schüssel miteinander glatt rühren. Die Walnussmischung unterrühren und alles 10 Minuten quellen lassen.

2) Den feuchten Teig mit einem Esslöffel auf ein mit Backpapier belegtes Backblech geben, dabei zu einem länglichen Brot formen. Mit den übrigen Walnusskernen bestreuen. Das Brot im vorgeheizten Backofen auf der mittleren Schiene 35–40 Minuten backen. Die Stäbchenprobe machen, das Brot aus dem Ofen nehmen und vollständig abkühlen lassen.

3) Für die Gurkenmousse die Gelatine nach Packungsanleitung in kaltem Wasser einweichen. Die Gurke schälen, längs halbieren, entkernen, grob würfeln und pürieren – einige dünne Scheiben für die Dekoration beiseitelegen. Den Estragon waschen, trockenschütteln, die Blätter abzupfen und fein hacken. Von der Limette die Schale fein abreiben und von einer Hälfte den Saft auspressen, die andere Hälfte vierteln. Die Chilischote waschen, von Stielansatz und Samen befreien und fein hacken.

4) Die Gurke mit Schmand, Estragon, Limettensaft und -schale sowie Chilischote verrühren. Mit Salz und Pfeffer würzen. Die ausgedrückte Gelatine unter 3 EL Gurkenschmand rühren, dann unter die übrige Creme rühren und kalt stellen. Sahne steif schlagen. Sobald die Schmandcreme zu gelieren beginnt, die Sahne unterheben. Die Mousse in eine Schale füllen und für mindestens 3 Stunden kalt stellen.

5) Das Brot in Scheiben schneiden, mit Mousse bestreichen – noch eine Nocke dazugeben – und die Räucherlachsscheiben darauf anrichten. Mit Gurkenscheiben und Limettenvierteln dekoriert servieren.

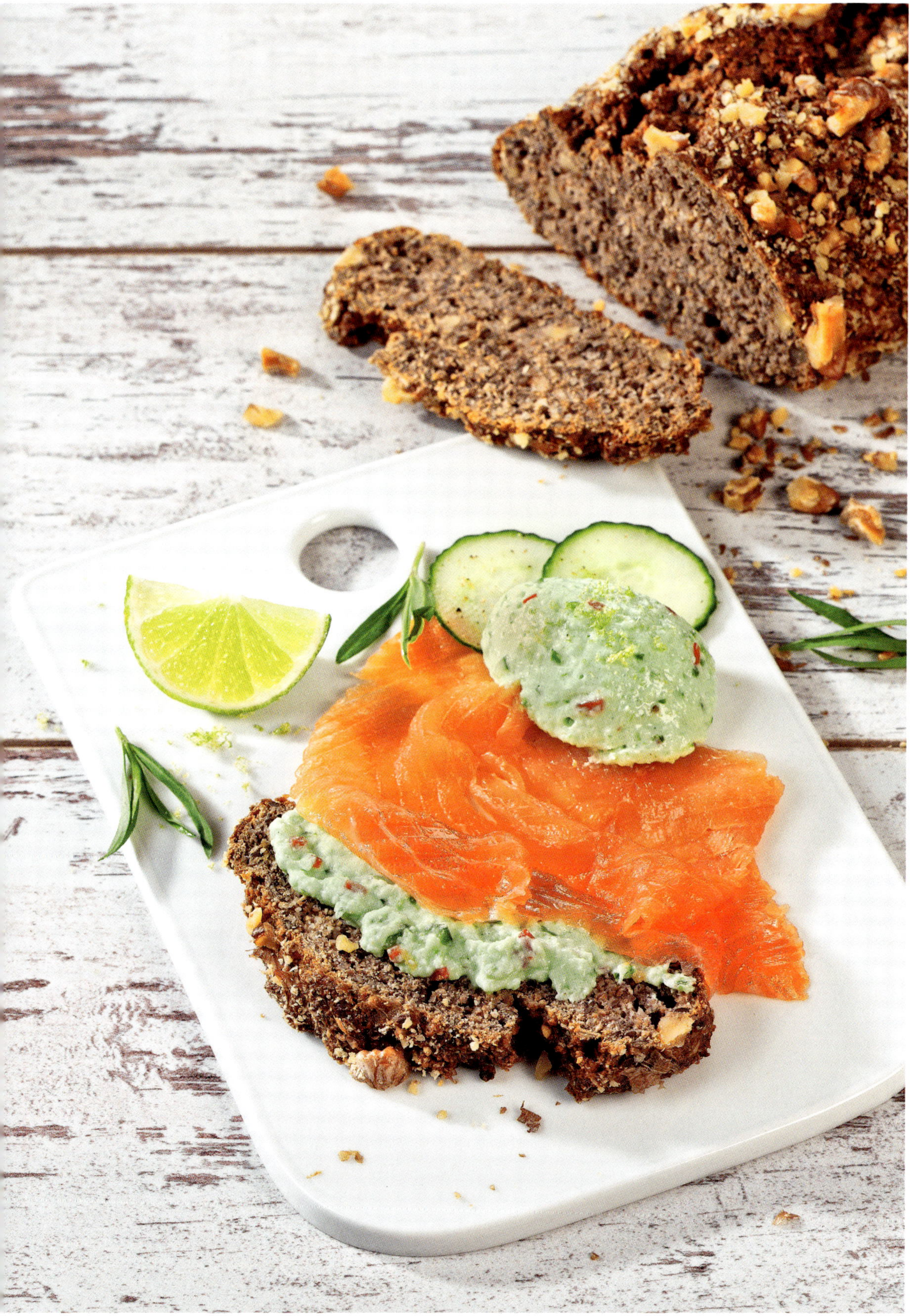

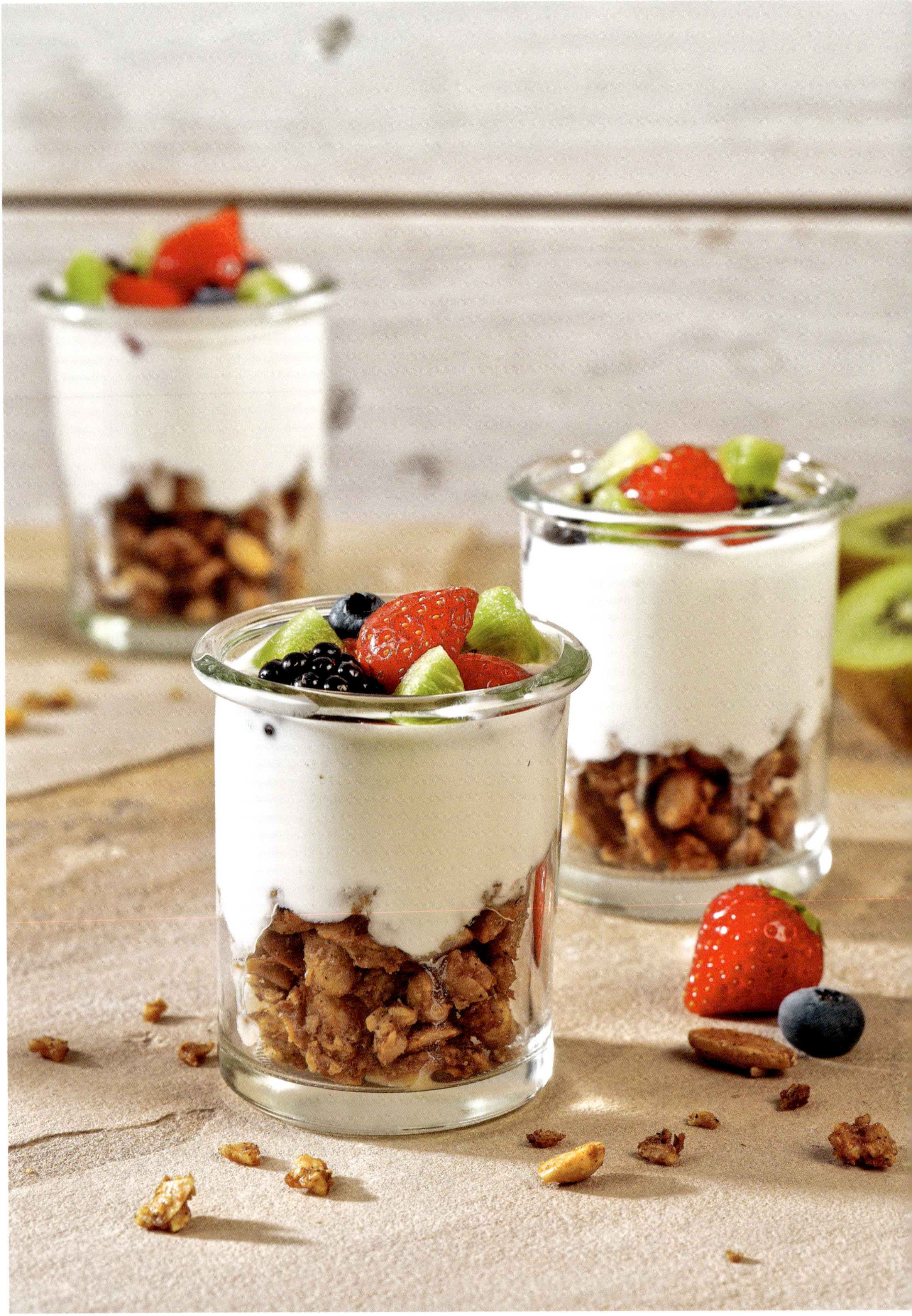

LOW-CARB-NUSS-MÜSLI

MIT FRÜCHTEN

Für 4 Personen
Zubereitungszeit: 20 Minuten
Backzeit: 25 Minuten

50 g Mandelkerne
50 g Cashewkerne
20 g Walnusskerne
20 g Macadamianusskerne
50 g Erdnusskerne
20 g gemahlene Mandelkerne
1 EL Zucker
1 TL gemahlene Bourbon-Vanille
1 Prise Meersalz
2 Eiweiß
1 Kiwi
8 Erdbeeren
400 g griechischer Joghurt (10 % Fett)

Außerdem:
Heidelbeeren und Brombeeren zum Dekorieren

Pro Portion
483 kcal, 16 g E, 37 g F, 16 g KH

1) Den Backofen auf 125 °C (Ober-/Unterhitze, 105 °C Umluft) vorheizen. Ganze Mandelkerne halbieren und Nüsse hacken. Mit den gemahlenen Mandelkernen, Zucker, Vanille, Salz und Eiweiß in einer Schüssel vermischen.

2) Die Müsli-Mischung auf ein mit Backpapier belegtes Backblech verteilen und im vorgeheizten Backofen auf der mittleren Schiene etwa 25 Minuten backen.

3) Das Müsli währenddessen zwei- bis dreimal auf dem Blech mit einem Löffel durchmischen, sodass es gleichmäßig goldbraun wird. Abkühlen lassen und auf vier Gläser verteilen.

4) Die Kiwi schälen und in Stücke schneiden. Die Erdbeeren putzen, waschen und vierteln. Den Joghurt auf das Müsli geben und die Früchte daraufschichten. Heidelbeeren und Brombeeren waschen, die Müsli-Becher damit dekorieren und servieren.

MITTAGESSEN

Anstrengende Tage und der übliche Alltagsstress verlangen nach einer guten Taktung, damit Kopf und Körper nicht aus dem Gleichgewicht geraten. Ein Mittagessen kann da wahre Wunder wirken. Allerdings kommt es darauf an, bei der Auswahl der Lebensmittel Augenmaß zu beweisen. Denn alles, was im wahrsten Sinn des Wortes (allzu) schwer im Magen liegt, baut die Energiereserven im Körper nicht wieder auf, sondern macht nur müde und träge. Die LCHF-Diät bietet eine Vielzahl an gesunden, abwechslungsreichen Gerichten mit viel Gemüse, aber auch Fleisch und Fisch, die den Körper mit neuer Energie versorgen und fit machen für die zweite Tageshälfte.

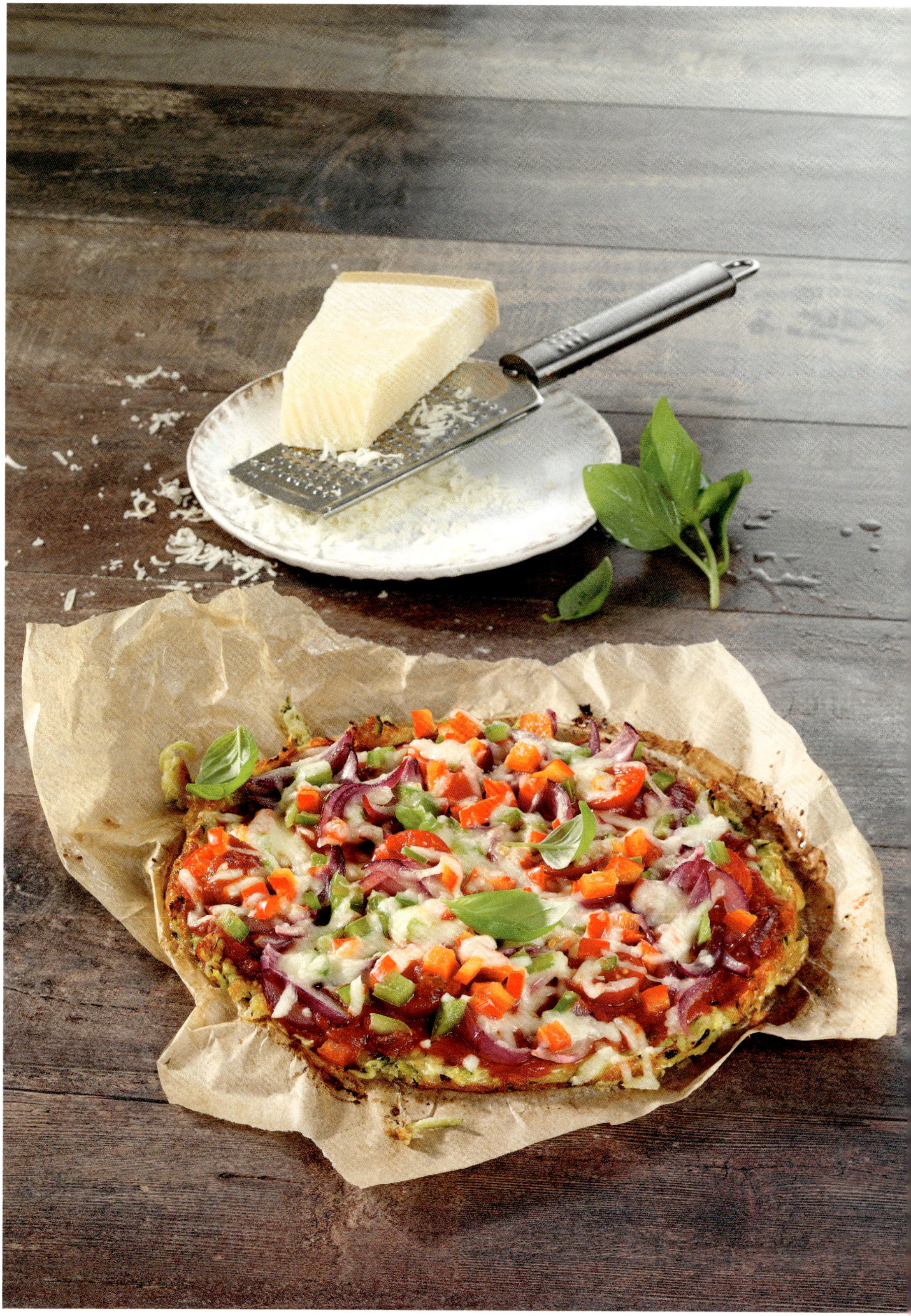

PIZZA

MIT ZUCCHINI-ZWIEBEL-BODEN UND PAPRIKA-KÄSE-BELAG

Für 4 Personen
Zubereitungszeit: 30 Minuten
Backzeit: 35 Minuten

Für den Boden:
3 Zucchini
Salz
frisch gemahlener schwarzer Pfeffer
1 Zwiebel
2 Eier
50 g geriebener Mozzarella
75 g geriebener Parmesan

Für die Tomatensauce:
100 g Kirschtomaten
1 TL Kapern aus dem Glas
1 rote Zwiebel
1 Knoblauchzehe
2 EL Olivenöl
1 Prise Zucker
1 TL Tomatenmark
150 ml passierte Tomaten aus dem Glas
Salz
frisch gemahlener schwarzer Pfeffer
1 TL getrockneter Oregano

Für den Belag:
je 1 rote und grüne Paprikaschote
3 Stängel Basilikum
100 g geriebener Mozzarella
50 g geriebener Parmesan

Pro Portion
411 kcal, 25 g E, 27 g F, 13 g KH

1) Für den Boden den Backofen auf 175 °C (Ober-/Unterhitze, 155 °C Umluft) vorheizen. Die Zucchini waschen, trockentupfen, von den Enden befreien und auf der Küchenreibe grob raspeln. Mit jeweils einer Prise Salz und Pfeffer vermengen und für 10 Minuten beiseitestellen. Die Zwiebel abziehen und würfeln. Zucchiniraspel fest ausdrücken und mit Zwiebelwürfeln, Eiern, Mozzarella und Parmesan vermengen. Auf einem mit Backpapier belegten Backblech aus der Zucchini-Masse einen dünnen, runden Pizzaboden von etwa 22 cm Durchmesser formen. Im vorgeheizten Backofen auf der mittleren Schiene 15–20 Minuten backen.

2) Für die Sauce die Tomaten waschen und halbieren, die Kapern abtropfen lassen. Zwiebel und Knoblauch abziehen. Die Zwiebel in feine Spalten schneiden und den Knoblauch hacken. Das Öl in einer Pfanne bei mittlerer Temperatur erhitzen, Zwiebel, Knoblauch und Kapern darin anschwitzen, bis die Zwiebel glasig ist. Zucker und Tomatenmark zufügen und kurz anrösten. Die halbierten Tomaten zufügen und alles mit den passierten Tomaten ablöschen. Mit Salz, Pfeffer und Oregano würzen und bei geringer Temperatur etwa 5 Minuten köcheln lassen.

3) Für den Belag die Paprikaschoten waschen, von Stielansätzen und Samen befreien und würfeln. Das Basilikum waschen, trockenschütteln und die Blätter abzupfen.

4) Den Pizzaboden aus dem Ofen nehmen, wenden und die Tomatensauce darauf verteilen. Mit Paprikawürfeln und Mozzarella bestreuen und 10–15 Minuten im Backofen überbacken. Aus dem Ofen nehmen, mit Parmesan und Basilikumblättern bestreuen und servieren.

ZUCCHINI-BANDNUDELN

MIT GEFLÜGEL-BOLOGNESE

Für 4 Personen
Zubereitungszeit: 35 Minuten

1 Zwiebel
1 Karotte
1 Stange Lauch
¼ Bund glatte Petersilie
2 Zweige Thymian
2 Stängel Basilikum
5 EL Olivenöl
600 g Geflügelhackfleisch (vom Metzger)
Salz
frisch gemahlener schwarzer Pfeffer
1 Dose Tomaten (400 g)
200 ml Gemüsebrühe
4 mittelgroße Zucchini
80 g Parmesan, gehobelt

Pro Portion
660 kcal, 43 g E, 46 g F, 12 g KH

1) Die Zwiebel abziehen und fein würfeln, die Karotte schälen und ebenfalls fein würfeln. Den Lauch putzen, waschen und fein hacken. Die Kräuter waschen, trockenschütteln und fein hacken.

2) In einem Topf 2 EL Öl bei mittlerer bis hoher Temperatur erhitzen. Das Hackfleisch darin unter Wenden 3–4 Minuten anbraten, mit Salz und Pfeffer würzen. Zwiebel, Karotte und Lauch dazugeben und 2 Minuten mitdünsten. Kräuter, Tomaten und Brühe zum Hackfleisch geben, alles aufkochen und bei reduzierter Temperatur etwa 10 Minuten köcheln lassen. Nochmals mit Salz und Pfeffer abschmecken.

3) Die Zucchini waschen und mit einem Sparschäler längs in dünne Scheiben schneiden. Die übrigen 3 EL Öl bei mittlerer Temperatur erhitzen und die Zucchini-Bandnudeln darin anschwitzen, mit Salz und Pfeffer würzen. Mit der Bolognese anrichten und mit gehobeltem Parmesan bestreut servieren.

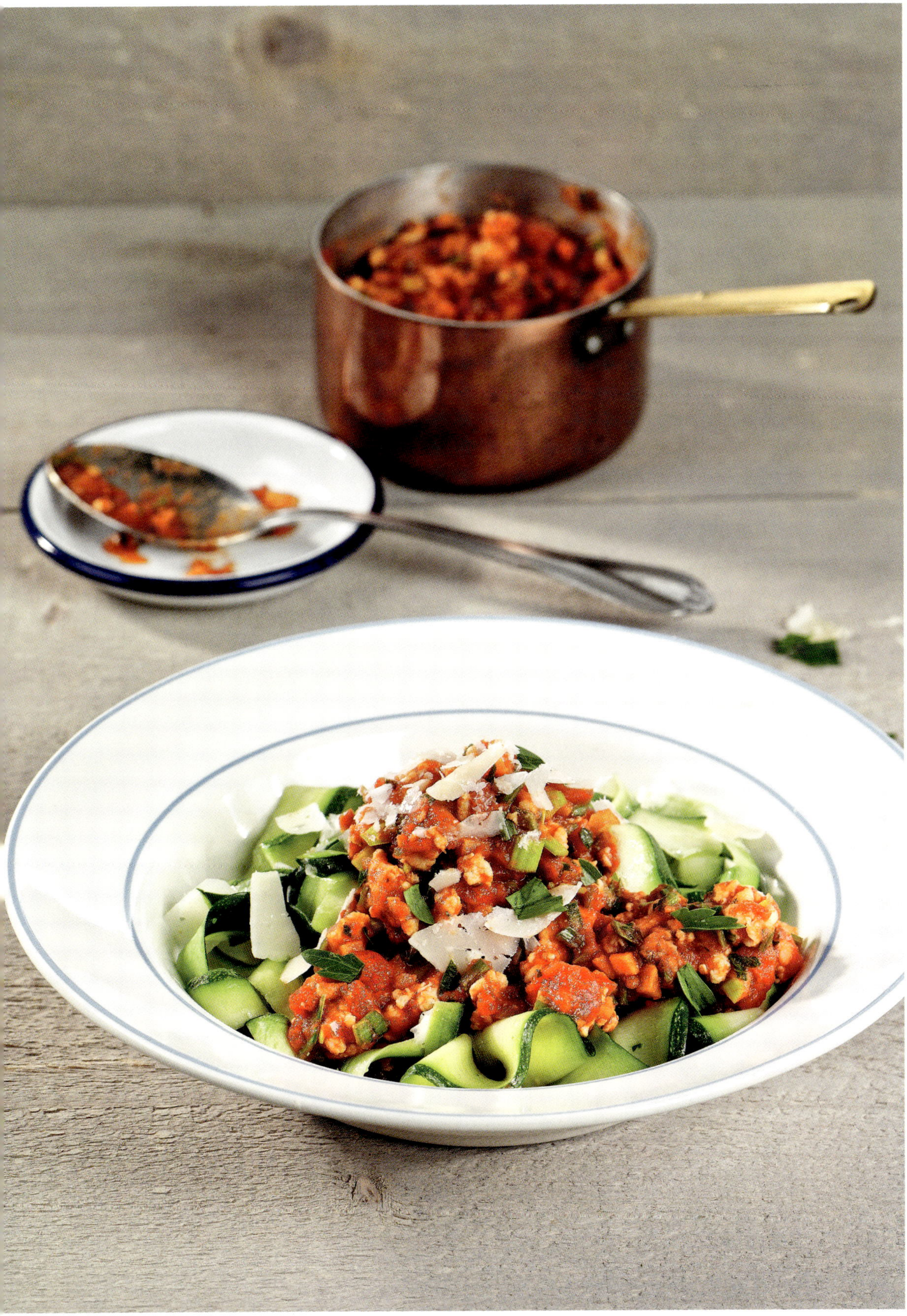

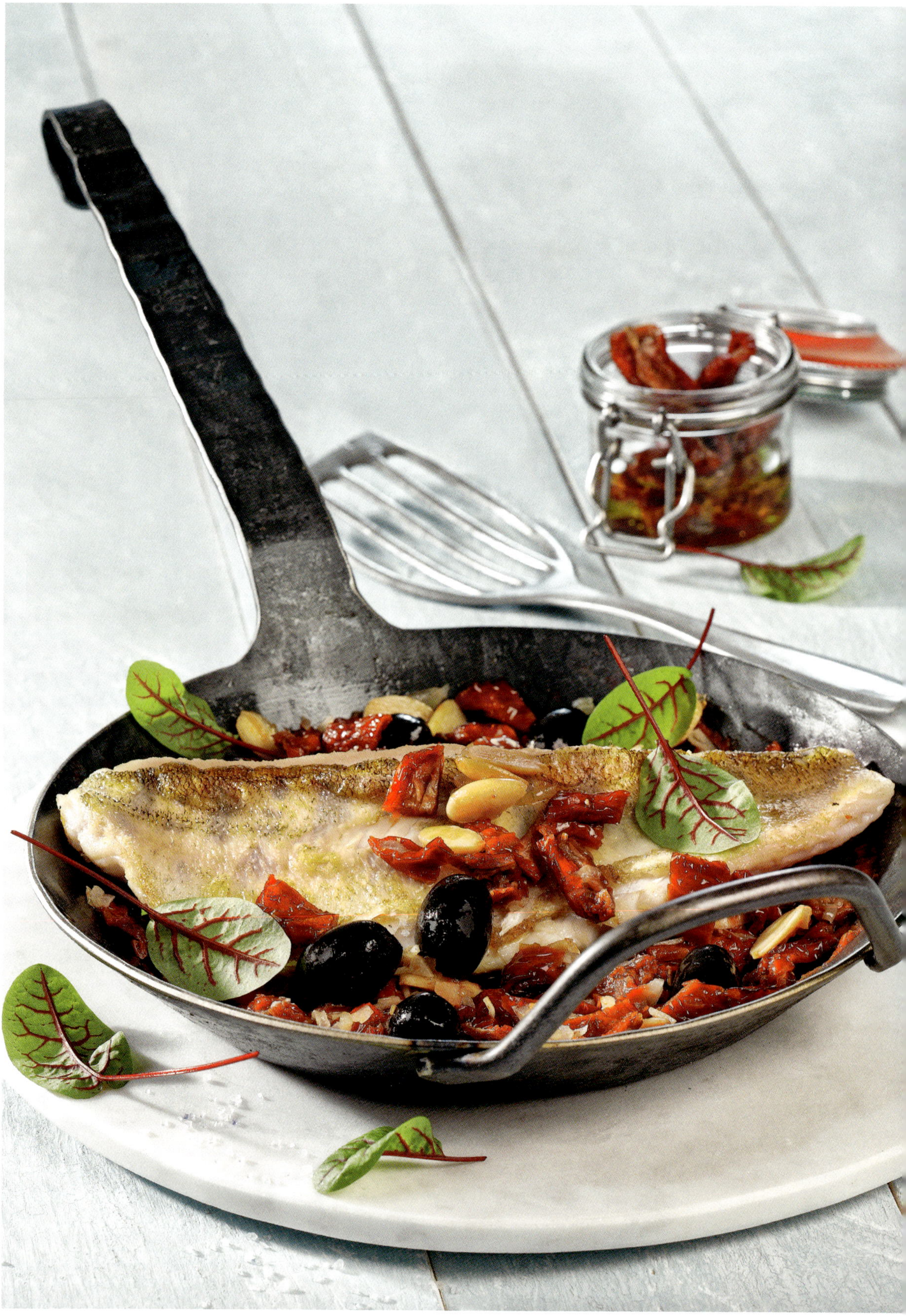

ZANDER

MIT TOMATENRAGOUT

Für 4 Personen
Zubereitungszeit: 20 Minuten

120 g getrocknete Tomaten
1 Zwiebel
1 Knoblauchzehe
4 Zweige Rosmarin
4 Zanderfilets mit Haut (à 140 g)
6 EL Olivenöl
Salz
frisch gemahlener weißer Pfeffer
75 g Mandelkerne
½ EL körnige Gemüsebrühe
100 g schwarze Oliven ohne Stein
Blutampferblätter zum Dekorieren

Pro Portion
612 kcal, 39 g E, 44 g F, 8 g KH

1) Die getrockneten Tomaten für 30 Sekunden in kochendes Wasser geben, dann in grobe Stücke schneiden. Die Zwiebel abziehen und würfeln, den Knoblauch abziehen und fein hacken. Den Rosmarin waschen, trockenschütteln und die Nadeln abzupfen.

2) Die Zanderfilets unter fließendem, kaltem Wasser waschen und abtupfen. Mit 3 EL Olivenöl bestreichen, mit Salz und Pfeffer würzen. Die Filets in einer Pfanne bei hoher Temperatur auf jeder Seite 3–4 Minuten braten, dann Mandeln und Rosmarin zugeben.

3) In einem Topf das übrige Olivenöl bei mittlerer Temperatur erhitzen. Zwiebel und Knoblauch darin anschwitzen. Die Tomaten zugeben, Gemüsebrühe unterrühren und mit 50 ml Wasser ablöschen. Die Oliven unterheben. Den Blutampfer waschen und trockenschütteln.

4) Die Zanderfilets mit dem Tomatenragout auf Tellern anrichten und mit Blutampferblättern dekoriert servieren.

AUBERGINEN-MINI-PIZZAS

MIT HACKFLEISCH

Für 4 Personen
Zubereitungszeit: 15 Minuten
Backzeit: 15 Minuten

6 EL Olivenöl
200 g gemischtes Hackfleisch
Salz
frisch gemahlener schwarzer Pfeffer
1 Msp. scharfes Paprikapulver
2 große Auberginen (à 300 g)
300 g Tomaten
2 Stängel Oregano
250 g Mini-Mozzarella-Kugeln
1 Knoblauchzehe
100 g pürierte Tomaten aus dem Glas

Pro Portion
531 kcal, 24 g E, 43 g F, 7 g KH

1) Den Backofen auf 180 °C (Ober-/Unterhitze, 160 °C Umluft) vorheizen. In einer Pfanne 2 EL Olivenöl bei mittlerer Temperatur erhitzen und das Hackfleisch darin in etwa 5 Minuten krümelig braten. Mit Salz, Pfeffer und Paprikapulver würzen.

2) Die Auberginen waschen und von den Enden befreien. In Scheiben schneiden und salzen. Die Tomaten waschen, von Stielansätzen befreien und fein würfeln.

3) Den Oregano waschen, trockenschütteln und die Blättchen abzupfen, einige für die Dekoration beiseitelegen, die übrigen hacken und mit dem übrigen Olivenöl mischen. Den Mozzarella abtropfen lassen und würfeln. Den Knoblauch abziehen und durchpressen.

4) Tomaten und pürierte Tomaten zur Kräuter-Öl-Mischung geben. Mit Knoblauch, Salz und Pfeffer würzen. Mozzarella und Hackfleisch unterheben. Die Auberginenscheiben auf einem mit Backpapier belegten Backblech verteilen und die Masse daraufgeben. Im vorgeheizten Backofen auf der mittleren Schiene 10–15 Minuten backen und mit Oregano dekoriert servieren.

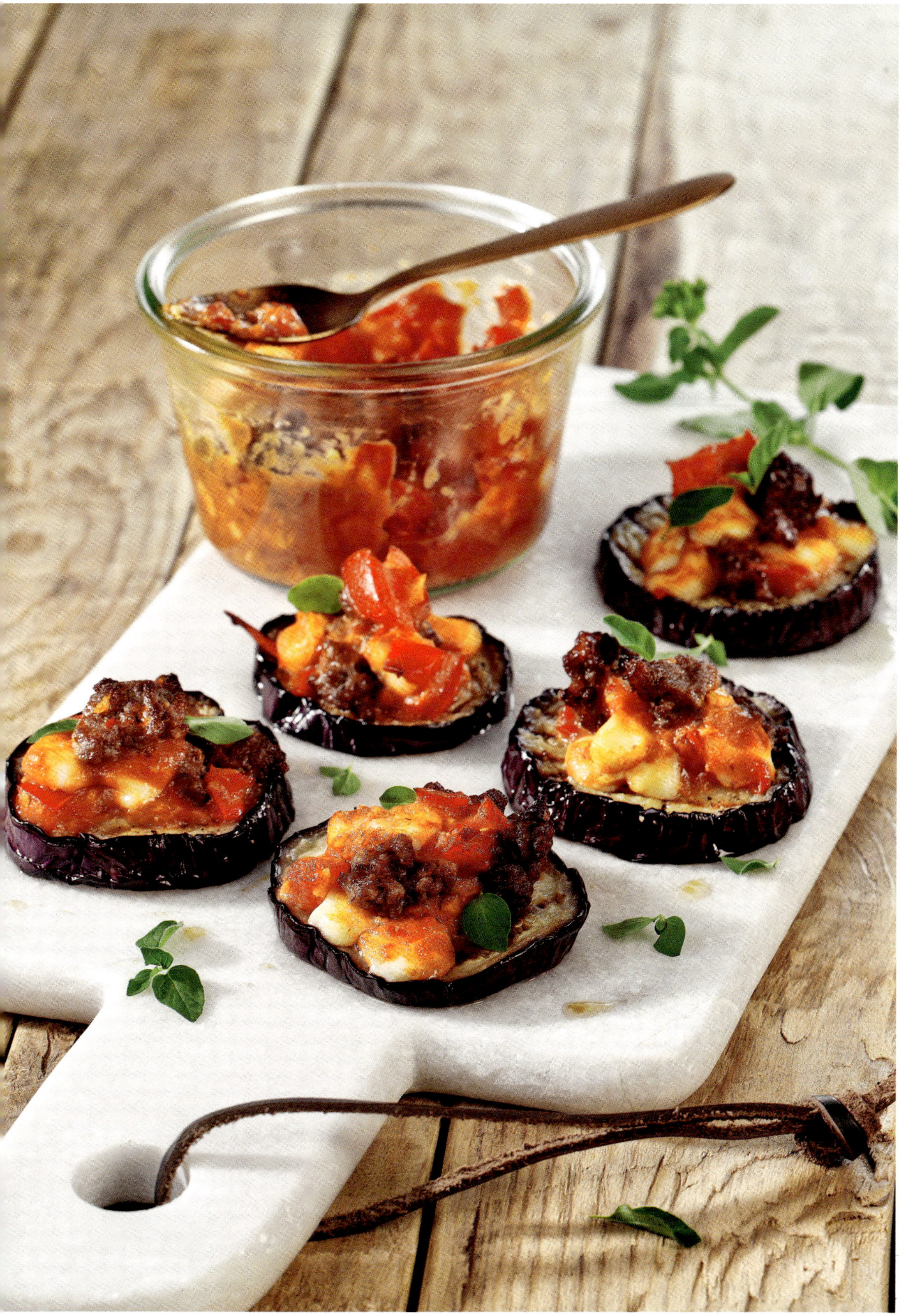

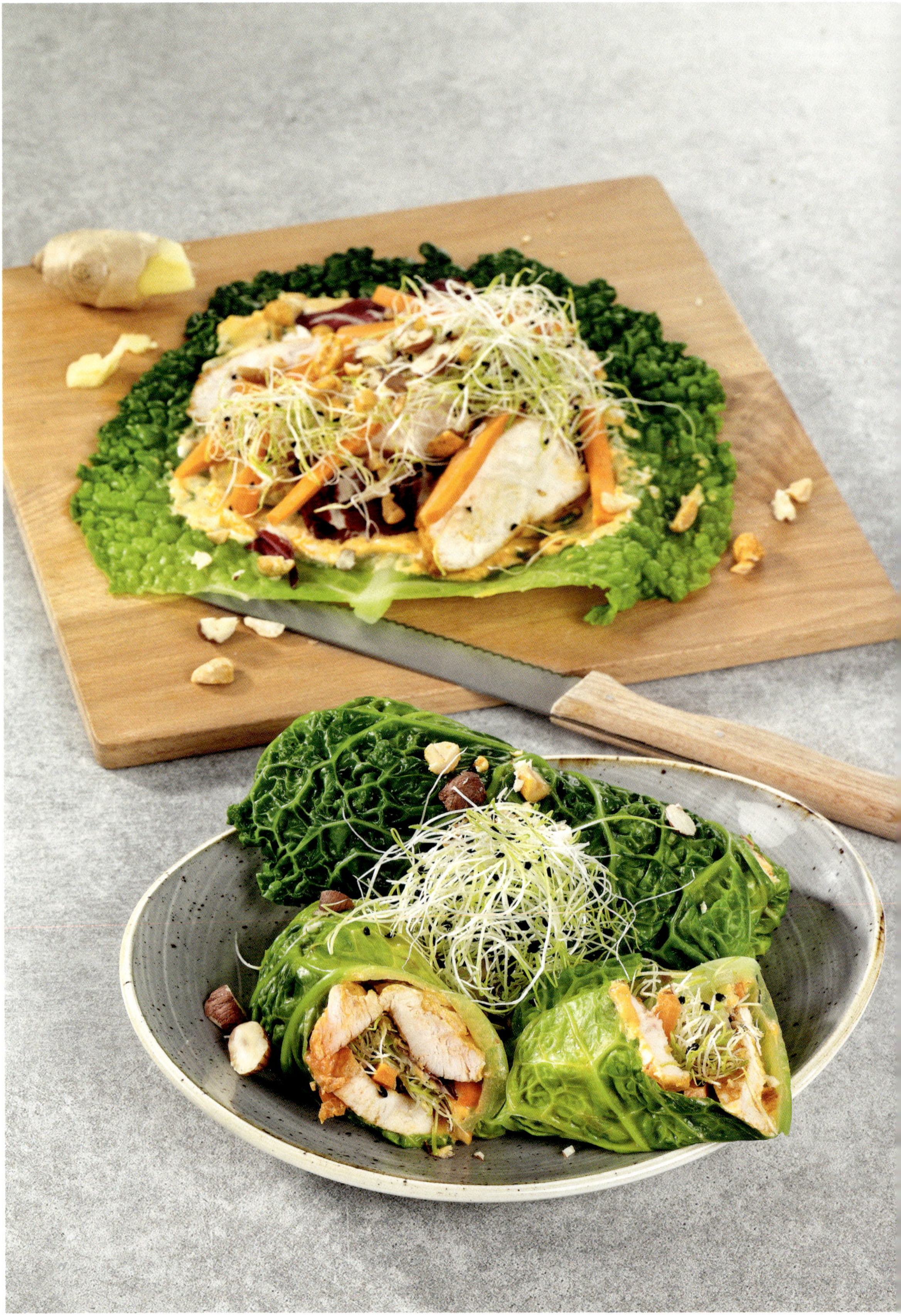

WIRSING-WRAPS

MIT HÄHNCHEN-KAROTTEN-NUSS-FÜLLUNG

Für 4 Personen
Zubereitungszeit: 20 Minuten
Backzeit: 15 Minuten

8 Wirsingblätter
½ kleiner Radicchio
1 Karotte
50 g gesalzene Erdnusskerne
50 g Haselnusskerne
1 Knoblauchzehe
1 cm frischer Ingwer
4 Hähnchenbrustfilets (à 150 g)
Salz
frisch gemahlener schwarzer Pfeffer
2 EL Rapsöl
7 EL Frischkäse
2 EL Ajvar
50 g Lauchsprossen

Pro Portion
538 kcal, 48 g E, 32 g F, 10 g KH

1) Den Backofen auf 140 °C (Ober-/Unterhitze, 120 °C Umluft) vorheizen. In einem breiten Topf 2 l Wasser zum Kochen bringen. Die Wirsingblätter gründlich waschen, den dicken Strunk am Ende keilförmig herausschneiden und die Blätter 2 Minuten im heißen Wasser blanchieren. Herausnehmen, kalt abschrecken und gut abtropfen lassen.

2) Den Radicchio waschen und die Blätter in mundgerechte Stücke zerpflücken. Die Karotte schälen, halbieren und in feine Streifen schneiden. Erdnuss- und Haselnusskerne grob hacken. Den Knoblauch abziehen und den Ingwer schälen, beides fein hacken. Die Hähnchenbrustfilets unter fließendem, kaltem Wasser waschen, trockentupfen und mit Salz und Pfeffer würzen.

3) Das Rapsöl in einer Pfanne bei mittlerer Temperatur erhitzen, Ingwer und Knoblauch darin 1 Minute anschwitzen. Das Hähnchenbrustfilet auf jeder Seite etwa 2 Minuten anbraten. Das Filet anschließend auf ein mit Backpapier belegtes Backblech geben und im vorgeheizten Backofen auf der mittleren Schiene 15 Minuten garen.

4) Währenddessen die Wirsingblätter auf einem Handtuch ausbreiten und abtupfen. Frischkäse und Ajvar verrühren und mit Salz und Pfeffer abschmecken. Die Blätter mit der Frischkäsemasse bestreichen.

5) Die Hähnchenbrustfilets schräg aufschneiden. Die Wirsingblätter mit Radicchio, Karotte, Hähnchen, Sprossen und Nüssen belegen – einige Sprossen und Nüsse beiseitelegen. Die unteren Enden am Strunk einklappen, den Wrap fest aufrollen, mit Sprossen und Nüssen dekoriert servieren.

HACKBÄLLCHEN

MIT GEMÜSE AUS DEM OFEN

Für 4 Personen
Zubereitungszeit: 20 Minuten
Backzeit: 30 Minuten

2 rote Zwiebeln
3 Karotten
2 Zucchini
je 1 gelbe und rote Paprikaschote
2 Tomaten
1 EL zartschmelzende Haferflocken
1 Ei
600 g Rinderhackfleisch
Salz
frisch gemahlener schwarzer Pfeffer
3 EL Olivenöl
1 Zweig Rosmarin
1 Zweig Thymian

Pro Portion
509 kcal, 34 g E, 33 g F, 13 g KH

1) Den Backofen auf 180 °C (Ober-/Unterhitze, 160 °C Umluft) vorheizen. Die Zwiebeln abziehen und in Spalten schneiden. Die Karotten schälen und in 2–3 cm lange Stücke scheiden. Die Zucchini waschen und in Scheiben schneiden. Die Paprikaschoten waschen, von Stielansätzen und Samen befreien und in Streifen schneiden. Die Tomaten waschen, von den Stielansätzen befreien und in mundgerechte Stücke schneiden.

2) Haferflocken und Ei mit Rinderhackfleisch vermengen, mit Salz und Pfeffer abschmecken. Aus der Masse mit feuchten Händen kleine Bällchen formen.

3) Die Hackbällchen auf ein Backblech legen. Das Gemüse darum verteilen, mit Öl beträufeln und mit Salz sowie Pfeffer würzen. Die Kräuter waschen, trockenschütteln und die Nadeln beziehungsweise Blättchen abzupfen, über Hack und Gemüse streuen. Im vorgeheizten Backofen auf der mittleren Schiene 30 Minuten backen und auf rustikalen Tellern servieren.

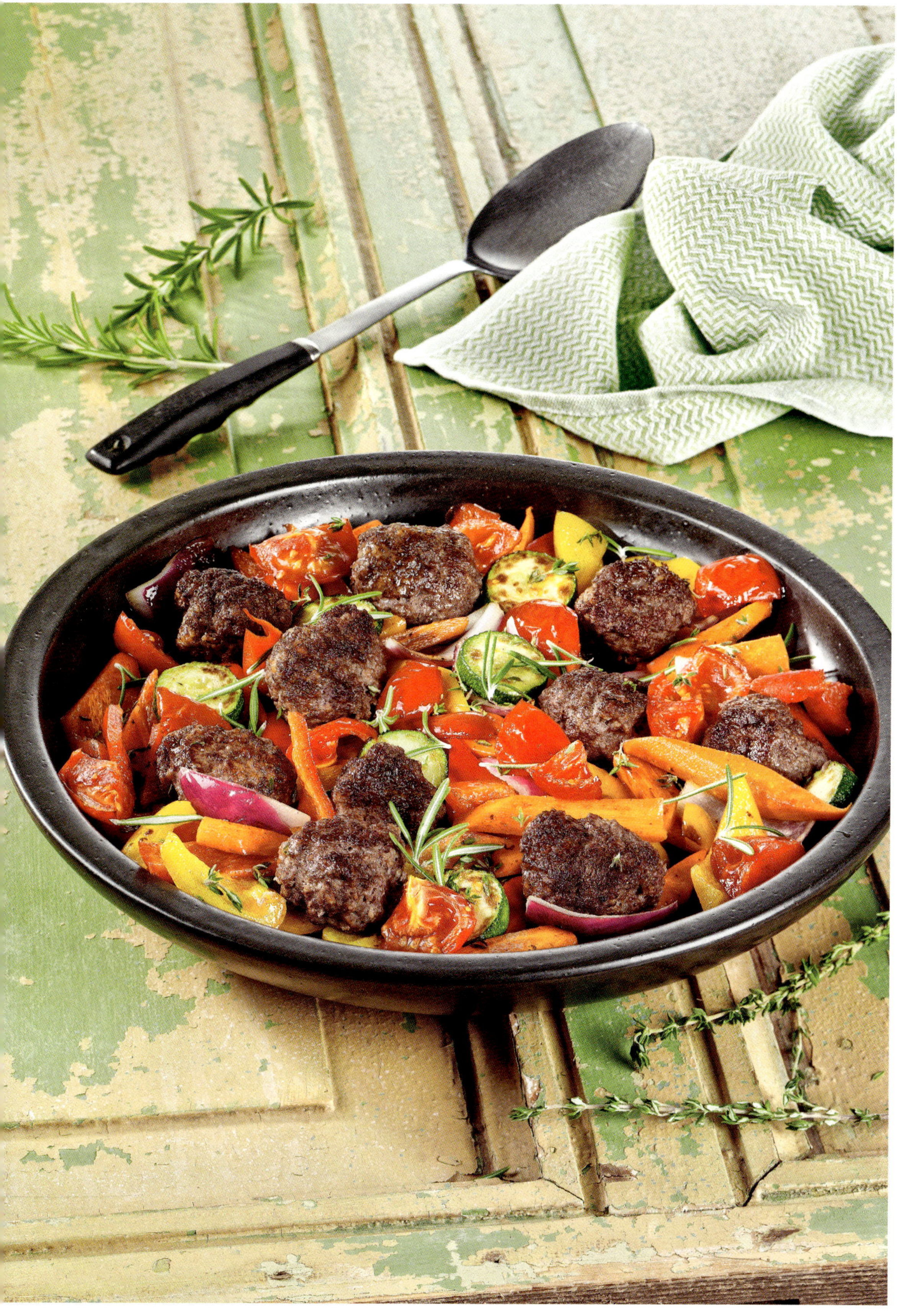

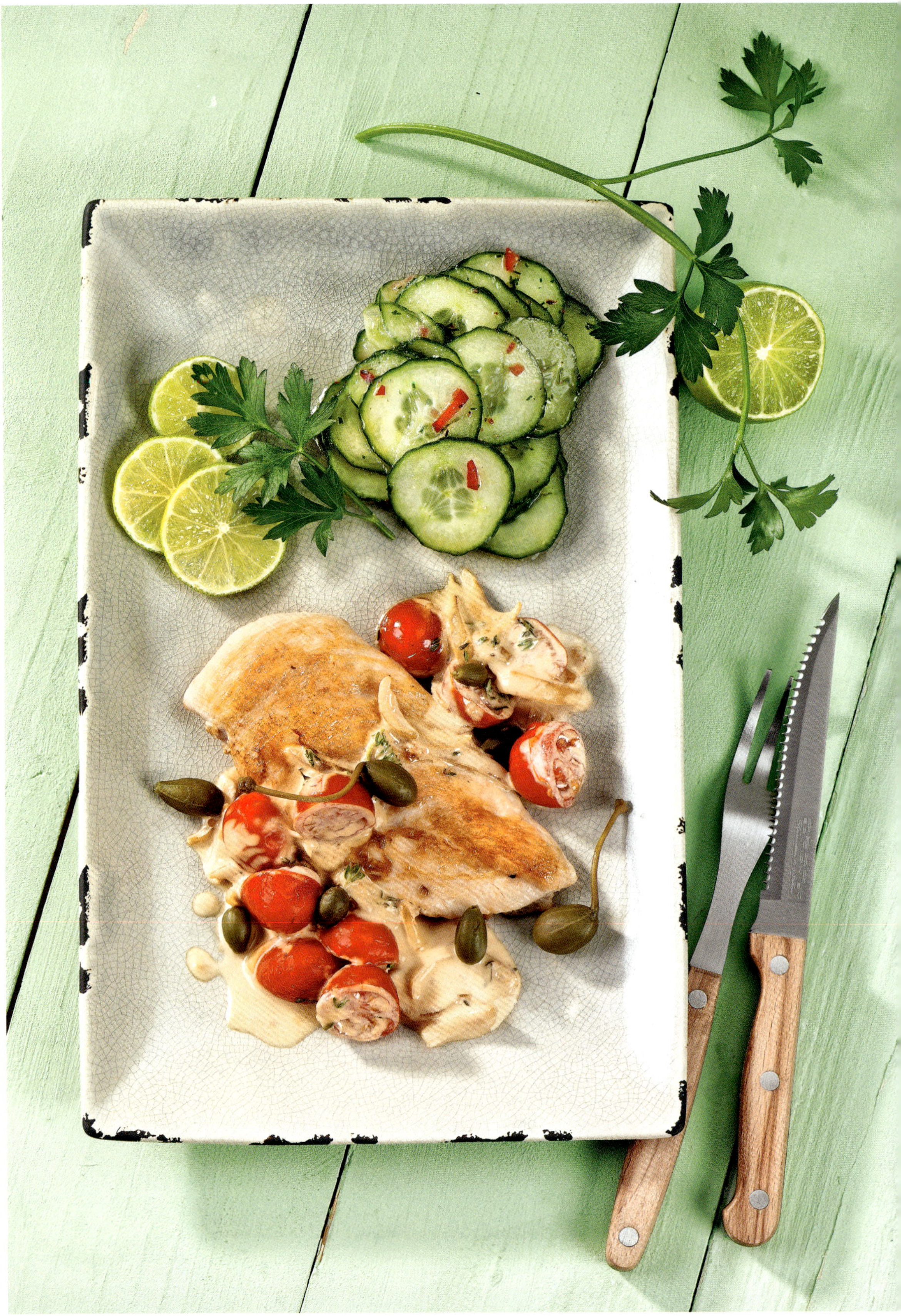

HÄHNCHENBRUST

IN LIMETTEN-TOMATEN-SAUCE MIT GURKENSALAT

Für 4 Personen
Zubereitungszeit: 35 Minuten

Für den Gurkensalat:
1 Salatgurke
2 Stängel Dill
½ rote Chilischote
3 EL Leinöl
2 EL Obstessig
Salz
frisch gemahlener schwarzer Pfeffer

Für die Hähnchenbrustfilets:
300 g Kirschtomaten
1 kleine Zwiebel
4 Hähnchenbrustfilets (à 180 g)
¼ Bund Thymian
40 g Butter
Salz
frisch gemahlener schwarzer Pfeffer
1 Msp. scharfes Paprikapulver
100 ml Gemüsebrühe
100 g Sahne
6 EL Crème fraîche
Saft von 2 unbehandelten Limetten
3 EL Kapernäpfel aus dem Glas

Außerdem:
2 Stängel glatte Petersilie
1 unbehandelte Limette

Pro Portion
543 kcal, 37 g E, 38 g F, 8 g KH

1) Für den Salat die Gurke waschen und in feine Scheiben schneiden. Den Dill waschen, trockenschütteln und hacken. Die Chilischote waschen, von Stielansatz und nach gewünschtem Schärfegrad von Samen befreien und ebenfalls hacken. Öl, Essig, 2 EL Wasser, Dill und Chilischote verrühren. Mit Salz und Pfeffer abschmecken, den Gurkensalat damit anmachen. Die Petersilie waschen und trockenschütteln, die Limette in Scheiben schneiden.

2) Für die Hähnchenbrustfilets die Kirschtomaten waschen und halbieren. Die Zwiebel abziehen und in dünne Spalten schneiden. Das Hähnchenfleisch unter fließendem, kaltem Wasser waschen und abtupfen. Den Thymian waschen, trockenschütteln und die Blättchen abzupfen.

3) In einer Pfanne die Butter bei mittlerer Temperatur erhitzen. Das Hähnchenfleisch darin rundum goldbraun braten, das dauert etwa 15 Minuten. Mit Salz, Pfeffer und Paprikapulver würzen. Herausnehmen und warm halten. Im Bratensatz die Zwiebel anbraten, dann Gemüsebrühe und Sahne angießen. Thymian und Crème fraîche unterrühren. Mit Salz, Pfeffer und Limettensaft abschmecken.

4) Zum Schluss Tomaten und Kapernäpfel unterheben. Die Hähnchen mit der Sauce auf Tellern anrichten. Mit Petersilie und Limette dekoriert zum Gurkensalat servieren.

PUTENBRUST

MIT APRIKOSEN-CHILI-KRUSTE UND PILZGEMÜSE

Für 4 Personen
Zubereitungszeit: 20 Minuten
Backzeit: 20 Minuten

Für die Putenbrust:
1 rote Chilischote
60 g weiche Butter
2 EL Aprikosenkonfitüre
70 g gemahlene Mandelkerne
1 Msp. Cayennepfeffer
Salz
2 Knoblauchzehen
3 Zweige Thymian
2 Zweige Rosmarin
4 Putenbrustfilets (à 150 g)
frisch gemahlener schwarzer Pfeffer
2 EL Rapsöl

Für das Pilzgemüse:
400 g frische Pfifferlinge
1 kleine Stange Lauch
1 kleine Pastinake
2 EL Butterschmalz
100 g Sahne
frisch gemahlener schwarzer Pfeffer

Pro Portion
585 kcal, 44 g E, 40 g F, 7 g KH

1) Den Backofen auf 150 °C (Ober-/Unterhitze, 130 °C Umluft) vorheizen. Für die Kruste die Chilischote waschen, von Stielansatz und Samen befreien, fein würfeln. Mit etwa 50 g Butter, Aprikosenkonfitüre und Mandelkernen vermischen. Mit Cayennepfeffer und Salz abschmecken.

2) Die Knoblauchzehen abziehen und in dünne Scheiben schneiden. Thymian und Rosmarin waschen und trockenschütteln. Die Putenbrustfilets unter fließendem, kaltem Wasser waschen und abtupfen, mit Salz und Pfeffer würzen.
In einer großen Pfanne das Öl bei mittlerer bis hoher Temperatur erhitzen. Das Fleisch darin mit Kräuterzweigen und Knoblauch rundum 2–3 Minuten anbraten.

3) Das Fleisch in eine gebutterte Auflaufform legen, Kräuter und Knoblauch danebenlegen. Das Putenbrustfilet im vorgeheizten Backofen auf der unteren Schiene 15 Minuten garen. Die Krustenmasse dick auf die Putenbrust streichen und unter dem zugeschalteten Backofengrill in etwa 3 Minuten goldbraun gratinieren.

4) Für das Pilzgemüse die Pfifferlinge putzen, große Pilze klein schneiden. Den Lauch putzen, waschen und in dünne Ringe schneiden. Die Pastinake waschen, schälen und in dünne Scheiben hobeln.

5) In einer Pfanne das Butterschmalz bei mittlerer bis hoher Temperatur erhitzen. Das Gemüse und die Pilze darin anschwitzen. Die Sahne unterrühren und mit Pfeffer nach Belieben abschmecken. Die Putenbrustfilets mit dem Pilzragout auf Tellern anrichten.

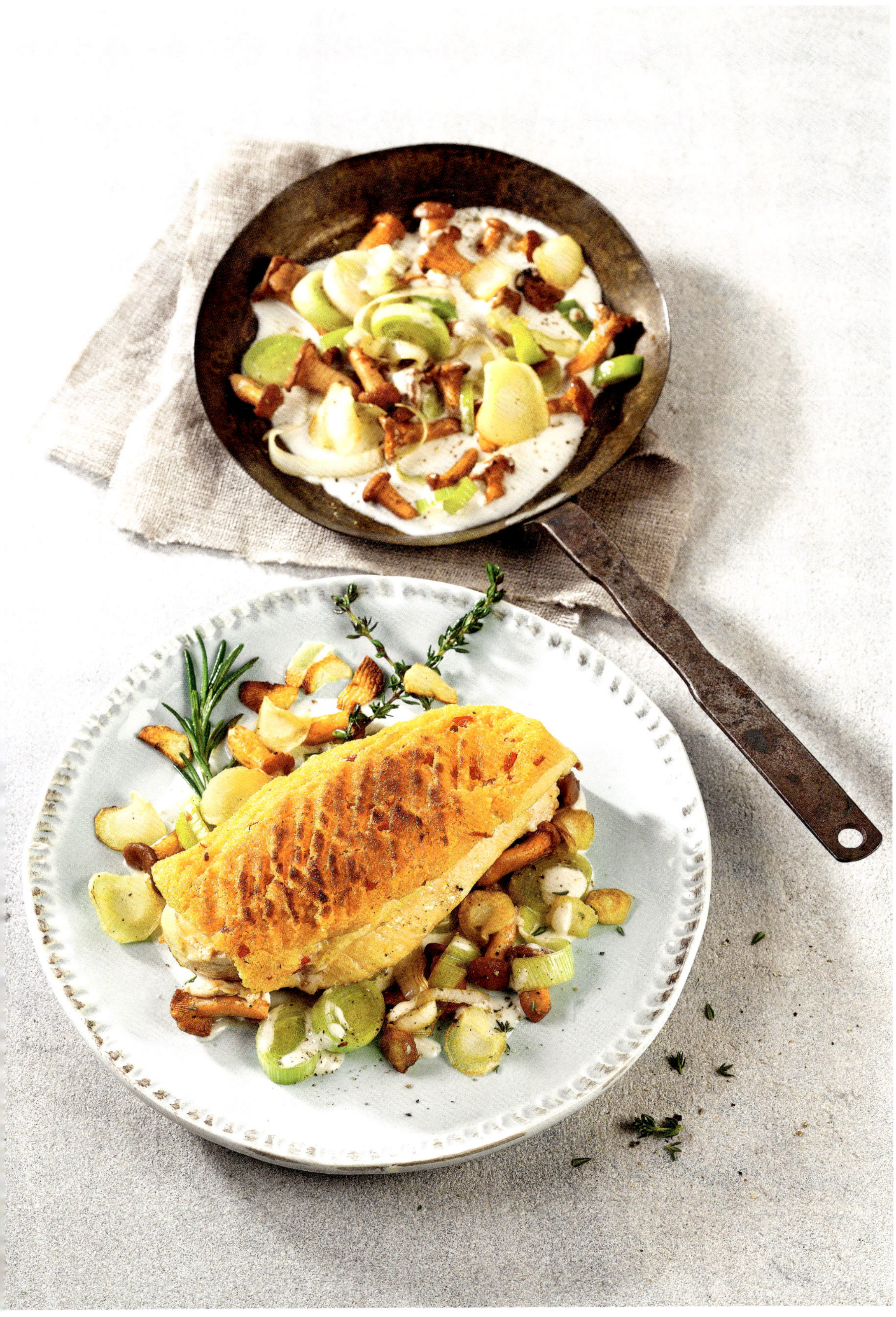

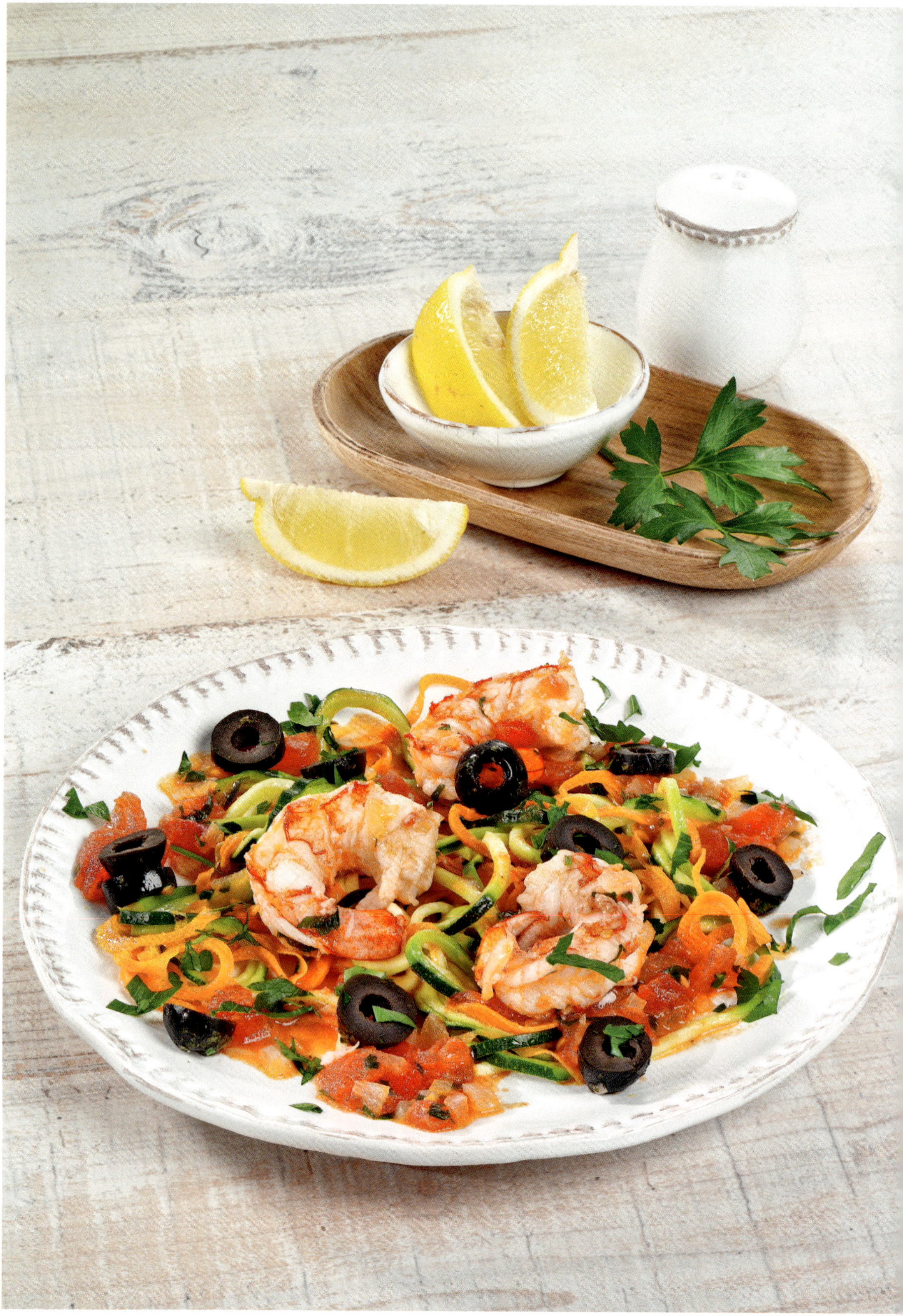

ZUCCHINI-KAROTTEN-SPAGHETTI

MIT GARNELEN

Für 4 Personen
Zubereitungszeit: 40 Minuten

500 g küchenfertige Riesengarnelen (TK)
2 kleine Zucchini
3 kleine Karotten
2 Schalotten
2 Knoblauchzehen
1 kg Strauchtomaten
4 Stängel Petersilie
4 EL Olivenöl
60 g schwarze Oliven ohne Stein
1 EL körnige Gemüsebrühe
Salz
frisch gemahlener schwarzer Pfeffer
2 EL Butter

Außerdem:
1 unbehandelte Zitrone

Pro Portion
438 kcal, 30 g E, 27 g F, 14 g KH

1) Die Riesengarnelen auftauen lassen. Die Zucchini waschen und mit einem Spiralschneider zu Spaghetti schneiden. Die Karotten schälen und ebenfalls zu Spaghetti schneiden. Alternativ beides zunächst in dünne Scheiben, dann in schmale Streifen schneiden.

2) Schalotten und Knoblauch abziehen. Schalotten fein würfeln, Knoblauch durchpressen. Die Strauchtomaten waschen, über Kreuz einschneiden, kurz in kochendem Wasser überbrühen, häuten und halbieren. Von Stielanssätzen und Samen befreien und fein würfeln. Die Petersilie waschen, trockenschütteln und fein hacken – einige Blätter für die Dekoration zurücklegen.

3) In einer Pfanne 2 EL Olivenöl bei mittlerer Temperatur erhitzen. Schalotten und Knoblauch darin 2 Minuten anschwitzen, dann die Tomaten 2 Minuten mitschwitzen.

4) In die Pfanne 350 ml Wasser gießen und alles bei mittlerer Temperatur offen etwa 20 Minuten köcheln lassen. Die Oliven abtropfen lassen, in Scheiben schneiden und unterheben. Mit Gemüsebrühe, Salz und Pfeffer abschmecken.

5) Die Butter in einer weiteren Pfanne bei mittlerer Temperatur erhitzen und die Zucchini- und Karotten-Spaghetti darin 2–3 Minuten anschwitzen. Mit Salz und Pfeffer würzen, die Petersilie zugeben.

6) In einer kleinen Pfanne das übrige Olivenöl bei hoher Temperatur erhitzen. Die Riesengarnelen darin auf jeder Seite 3–4 Minuten braten und mit Salz würzen. Zucchini-Spaghetti mit der Tomatensauce mischen, auf Teller verteilen. Die Garnelen darauf anrichten. Mit Zitronenspalten zum Beträufeln und mit Petersilie dekoriert servieren.

GEGRILLTER SCHAFSKÄSE

MIT RUCOLA UND TOMATEN

Für 4 Personen
Zubereitungszeit: 15 Minuten
Grillzeit: 20 Minuten

100 g Rucola
3 Frühlingszwiebeln
2 Knoblauchzehen
50 g getrocknete Tomaten in Öl
2 rote Zwiebeln
100 g gemischte Oliven ohne Stein
4 EL Olivenöl
Salz
frisch gemahlener schwarzer Pfeffer
1 Msp. edelsüßes Paprikapulver
400 g Feta
2 Zweige Thymian

Außerdem:
Walnussbrot (siehe Seite 44)

Pro Portion
509 kcal, 19 g E, 43 g F, 5 g KH

1) Den Grill, alternativ den Backofen auf 200 °C mit zugeschalteter Grillstufe, vorheizen. Den Rucola waschen, trockenschütteln und fein hacken. Die Frühlingszwiebeln putzen, waschen und in Ringe schneiden. Die Knoblauchzehen abziehen und durchpressen. Tomaten abtropfen lassen und grob würfeln. Die Zwiebeln abziehen und in Ringe schneiden.

2) Rucola, Frühlingszwiebeln, Knoblauch, Tomaten, Zwiebeln und Oliven mit dem Olivenöl mischen. Mit Salz, Pfeffer und Paprikapulver würzen.

3) Backpapier in vier Stücke à 30 × 30 cm schneiden. Auf jedes Stück etwas Rucola-Tomaten-Mischung geben. Den Feta in dünne Scheiben à 100 g schneiden und in jedes Päckcken eine Scheibe legen. Den Thymian waschen und trockenschütteln. Jeweils einen halben Zweig in jedes Päckchen legen. Die übrige Rucola-Tomaten-Mischung daraufgeben. Zu Päckchen verschließen und auf dem Grill im indirekten Bereich, alternativ im vorgeheizten Backofen auf der mittleren Schiene, 15–20 Minuten grillen. Dazu schmeckt das Walnussbrot von Seite 44.

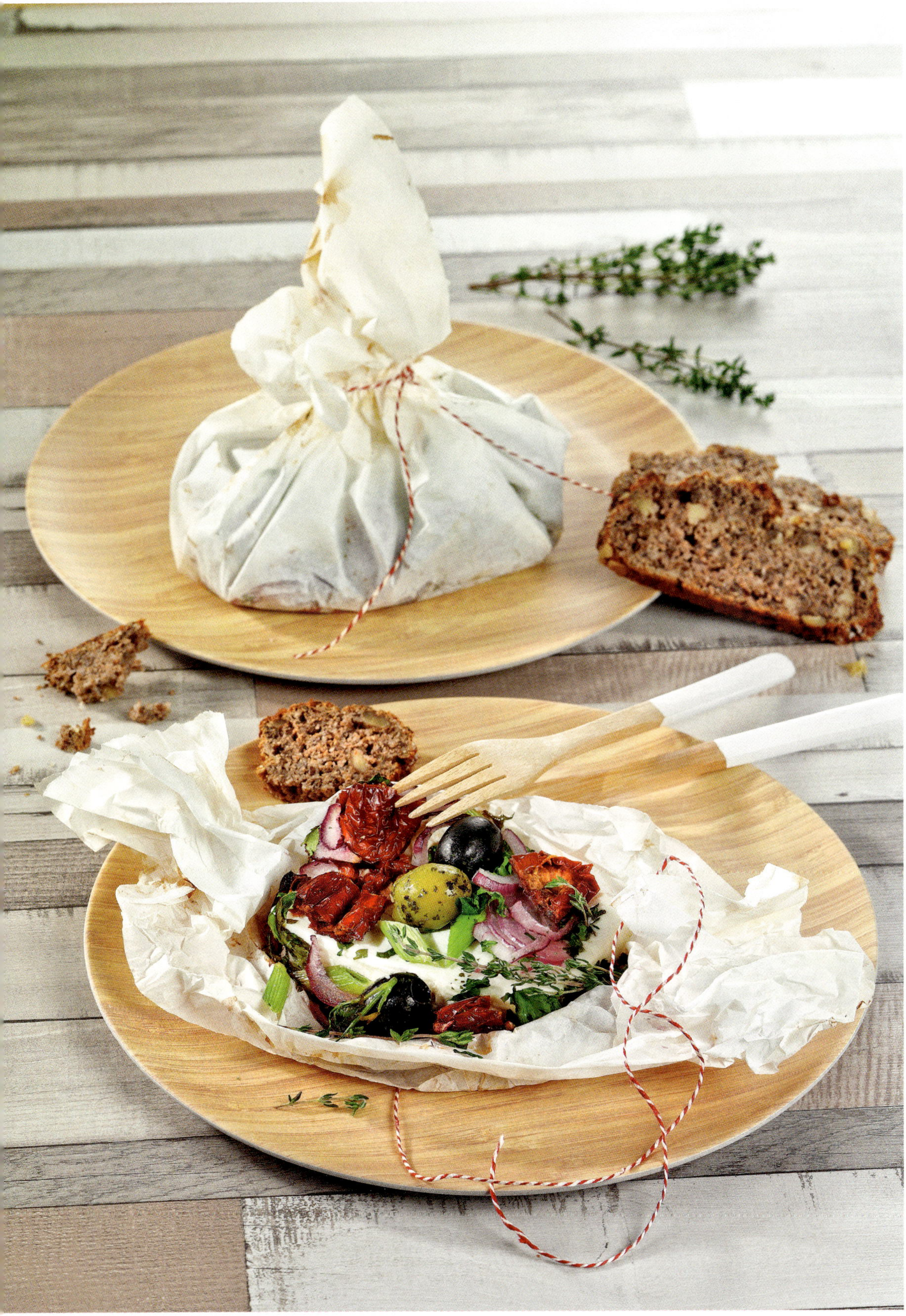

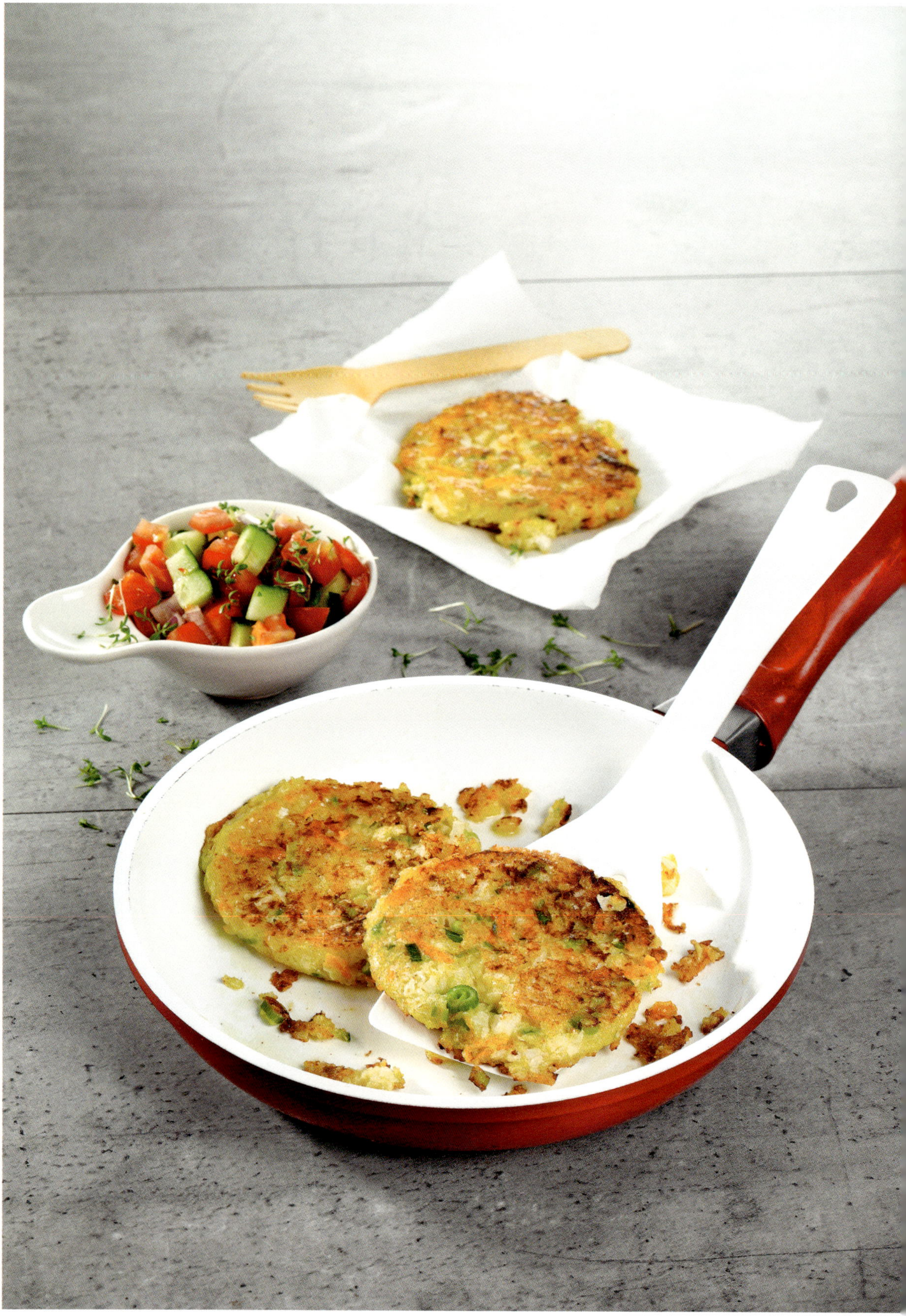

GEMÜSESTEAKS

MIT BUNTEM SALAT

Für 4 Personen
Zubereitungszeit: 30 Minuten

Für die Steaks:
1 Blumenkohl
½ Bund Frühlingszwiebeln
1 Ei
200 g geriebener Gouda
frisch geriebene Muskatnuss
Meersalz
frisch gemahlener schwarzer Pfeffer
4 EL Olivenöl

Für den Salat:
200 g Tomaten
1 Salatgurke
1 große rote Zwiebel
Salz
frisch gemahlener schwarzer Pfeffer
3 EL Olivenöl
1 EL Gartenkresse zum Dekorieren

Pro Portion
527 kcal, 12 g E, 42 g F, 10 g KH

1) Für die Steaks den Blumenkohl waschen und gut abtropfen lassen. Die Frühlingszwiebeln putzen, waschen und in Ringe schneiden. Den Blumenkohl mit einer groben Reibe zerkleinern. Mit Frühlingszwiebeln, Ei und Gouda in einer Schüssel mischen. Mit Muskatnuss, Salz und Pfeffer würzen und zu einem Teig verarbeiten.

2) Für den Salat die Tomaten waschen, von den Stielansätzen befreien und würfeln. Die Gurke waschen und ebenfalls würfeln, die Zwiebel abziehen und würfeln. Tomaten, Gurke und Zwiebel mischen, mit Salz sowie Pfeffer würzen und mit dem Olivenöl beträufeln. Mit Kresse dekorieren.

3) In einer großen Pfanne 4 EL Olivenöl bei mittlerer Temperatur erhitzen. Aus dem Blumenkohlteig mit feuchten Händen gleich große Steaks formen. Auf jeder Seite in 4–5 Minuten goldbraun braten und mit dem bunten Salat servieren.

RINDFLEISCHSALAT

MIT KAROTTEN UND SENFDRESSING

Für 4 Personen
Zubereitungszeit: 35 Minuten

200 g gemischter Blattsalat
8 Kirschtomaten
1 Romanesco
2 Frühlingszwiebeln
1 Karotte
Salz
1 rote Zwiebel
1 Zweig Thymian
1 Zweig Rosmarin
4 Rinderfiletsteaks (à 150 g)
3 EL Olivenöl
Meersalz
frisch gemahlener schwarzer Pfeffer
1 EL körniger Senf

Pro Portion
329 kcal, 34 g E, 17 g F, 5 g KH

1) Den Backofen auf 110 °C (Ober-/Unterhitze, 90 °C Umluft) vorheizen. Den Salat waschen und trockenschütteln. Die Tomaten waschen und halbieren. Den Romanesco waschen und in Röschen teilen. Die Frühlingszwiebeln putzen, waschen und schräg in Ringe schneiden, die Karotte schälen und in Scheiben schneiden.

2) Romanesco und Frühlingszwiebeln in leicht gesalzenem Wasser 3–4 Minuten blanchieren. Nach 2 Minuten die Karotte zugeben und mitblanchieren. Abgießen und alles abtropfen lassen. Die Zwiebel abziehen und in Spalten schneiden, die Kräuter waschen und trockenschütteln.

3) Die Rinderfiletsteaks etwas abtupfen. In einer Pfanne 2 EL Öl bei hoher Temperatur erhitzen, die Steaks darin auf jeder Seite 1 Minute scharf anbraten. Mit Salz und Pfeffer würzen, die Kräuter auflegen. Im vorgeheizten Backofen auf der mittleren Schiene 8–10 Minuten garen.

4) Salat und Gemüse mischen, mit Salz und Pfeffer würzen. Den Senf mit dem übrigen Öl verrühren und über den Salat träufeln. Die Steaks in Scheiben schneiden und warm auf dem Salat anrichten.

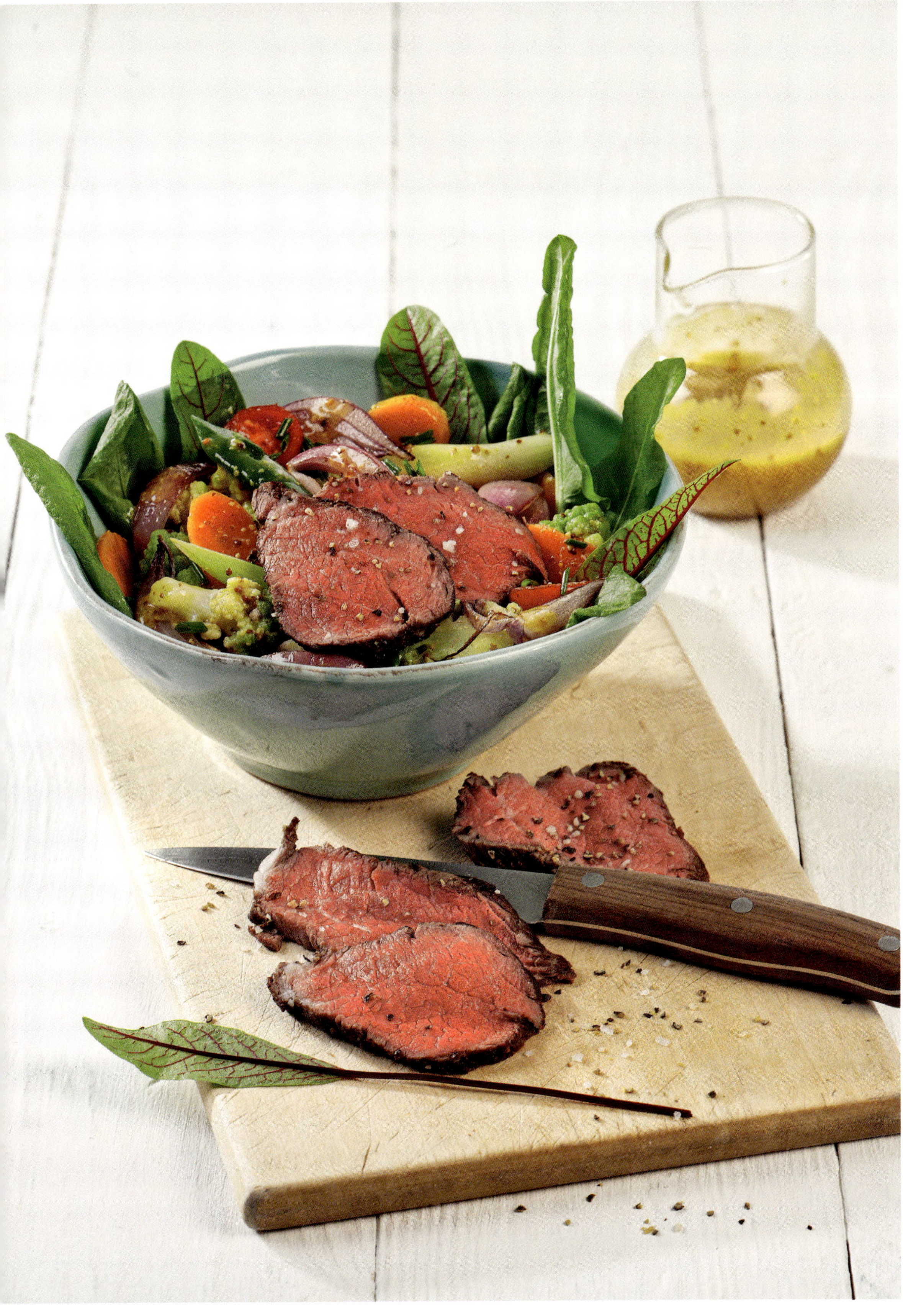

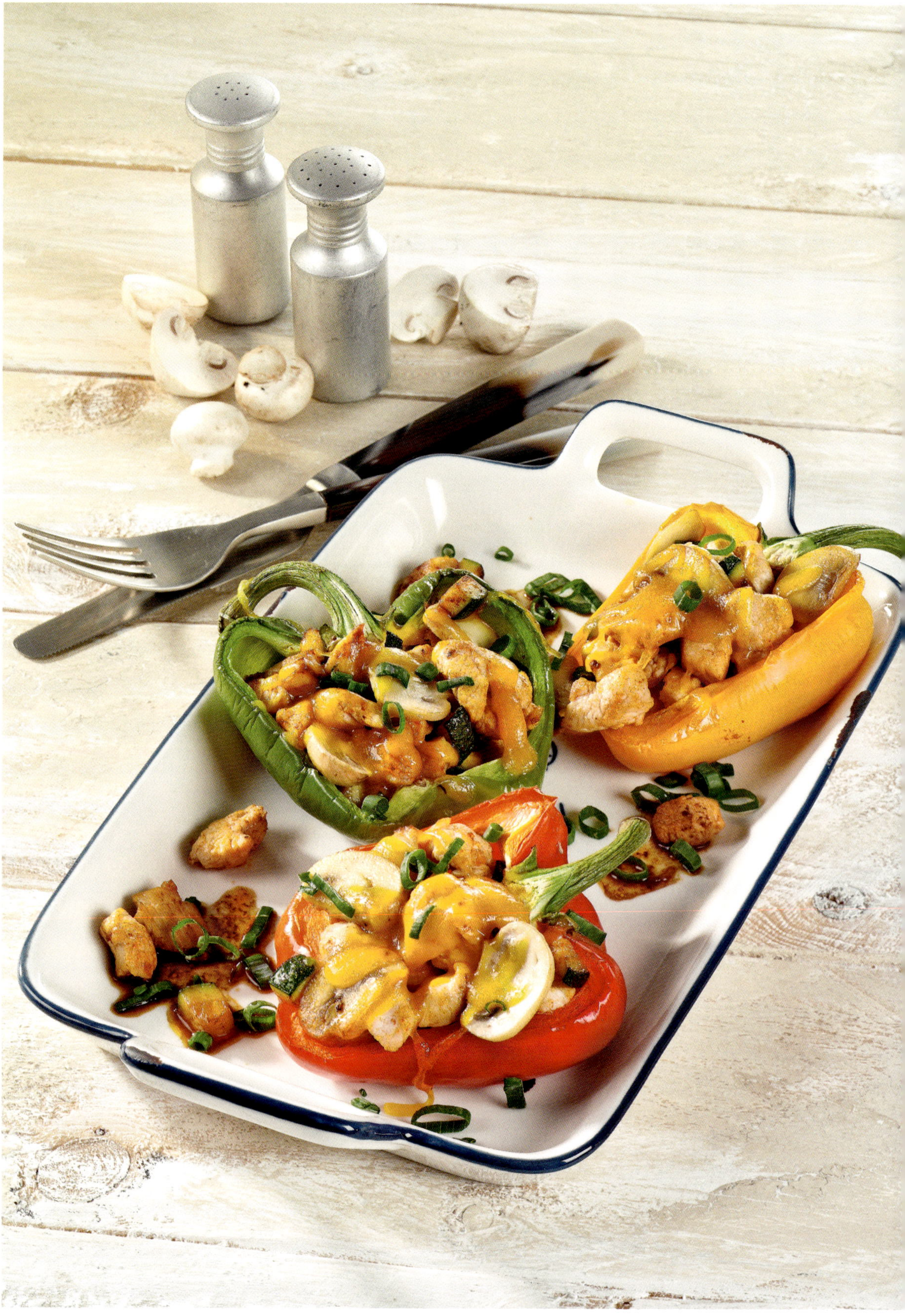

BUNTE PAPRIKA

MIT HÄHNCHENFÜLLUNG

Für 4 Personen
Zubereitungszeit: 20 Minuten
Backzeit: 15 Minuten

4 Paprikaschoten in unterschiedlichen Farben
1 Zucchini
150 g Champignons
2 Schalotten
250 g Hähnchenbrustfilet
2 EL Olivenöl
Meersalz
frisch gemahlener schwarzer Pfeffer
4 Scheiben Cheddar oder Höhlenkäse
1 kleine Frühlingszwiebel

Pro Portion
308 kcal, 27 g E, 18 g F, 7 g KH

1) Den Backofen auf 180 °C (Ober-/Unterhitze, 160 °C Umluft) vorheizen. Die Paprikaschoten waschen, halbieren und von Scheidewänden sowie Samen befreien, die halbierten Stielansätze bleiben. Zucchini waschen und fein würfeln. Die Champignons putzen, von trockenen Stielenden befreien und vierteln. Die Schalotten abziehen und fein würfeln.

2) Das Hähnchenbrustfilet unter fließendem, kaltem Wasser waschen, etwas abtupfen und in kleine Stücke schneiden. Das Olivenöl in einer Pfanne bei mittlerer Temperatur erhitzen. Schalotten und Fleisch darin anbraten, mit Salz und Pfeffer würzen. Zucchini und Champignons dazugeben, alles unter Wenden 4–5 Minuten braten und nochmals mit Salz und Pfeffer abschmecken.

3) Die Gemüse-Fleisch-Mischung in die Paprikahälften füllen und mit Käse belegen. Die Paprikaschoten in eine ofenfeste Form legen und im vorgeheizten Backofen auf der mittleren Schiene 10 Minuten backen. Die Frühlingszwiebel putzen, waschen und in feine Ringe schneiden und die Paprika zum Servieren damit dekorieren.

THUNFISCH

MIT KRÄUTERKRUSTE UND GEBRATENEM ROMANASALAT

Für 4 Personen
Zubereitungszeit: 30 Minuten

4 sehr frische Thunfischsteaks (à 200 g)
1 rote Chilischote
1 Knoblauchzehe
3 Zweige Rosmarin
3 Zweige Thymian
Meersalz
6 EL Sesamöl
2 Köpfe Mini-Romanasalat
1 unbehandelte Zitrone
frisch gemahlener schwarzer Pfeffer
1 Msp. scharfes Paprikapulver
1 Prise Zucker

Pro Portion
408 kcal, 44 g E, 22 g F, 4 g KH

1) Den Thunfisch unter fließendem, kaltem Wasser waschen und abtupfen. Die Chilischote waschen, von Stielansatz und Samen befreien und fein hacken. Den Knoblauch abziehen und fein würfeln. Den Backofen auf 110 °C (Ober-/Unterhitze, 90 °C Umluft) vorheizen.

2) Rosmarin und Thymian waschen und trockenschütteln, Nadeln und Blätter abzupfen. In einem Mörser mit Knoblauch, Chilischote, 1 TL Salz und 2 EL Sesamöl zerstoßen.

3) In einer Grillpfanne 2 EL Sesamöl bei hoher Temperatur erhitzen und die Thunfischsteaks darin auf jeder Seite 1 Minute scharf anbraten. Dann die Kräutermischung auf die Steaks geben und den Fisch im vorgeheizten Backofen auf der mittleren Schiene 8–10 Minuten garen. Die Steaks sollten dann innen noch rosa sein. Währenddessen den Romanasalat waschen, trockenschütteln und halbieren. Die Zitrone in dünne Scheiben schneiden.

4) Das übrige Sesamöl in einer Grillpfanne bei mittlerer Temperatur erhitzen und die Salathälften sowie die Zitronenscheiben darin 2–3 Minuten braten, nach der Hälfte der Zeit wenden. Mit Salz, Pfeffer, Paprikapulver und Zucker würzen. Mit den Thunfischsteaks auf Tellern anrichten und servieren.

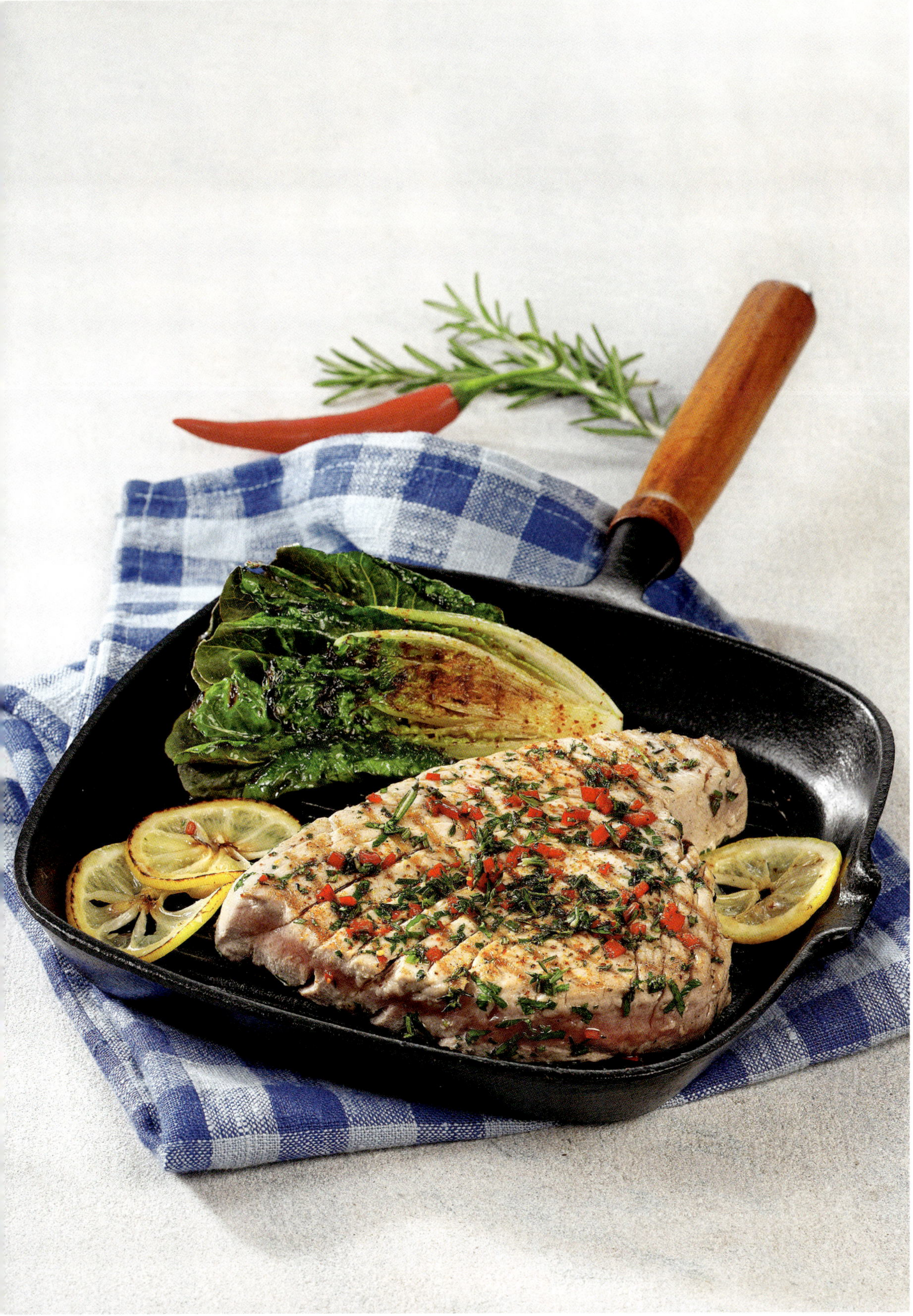

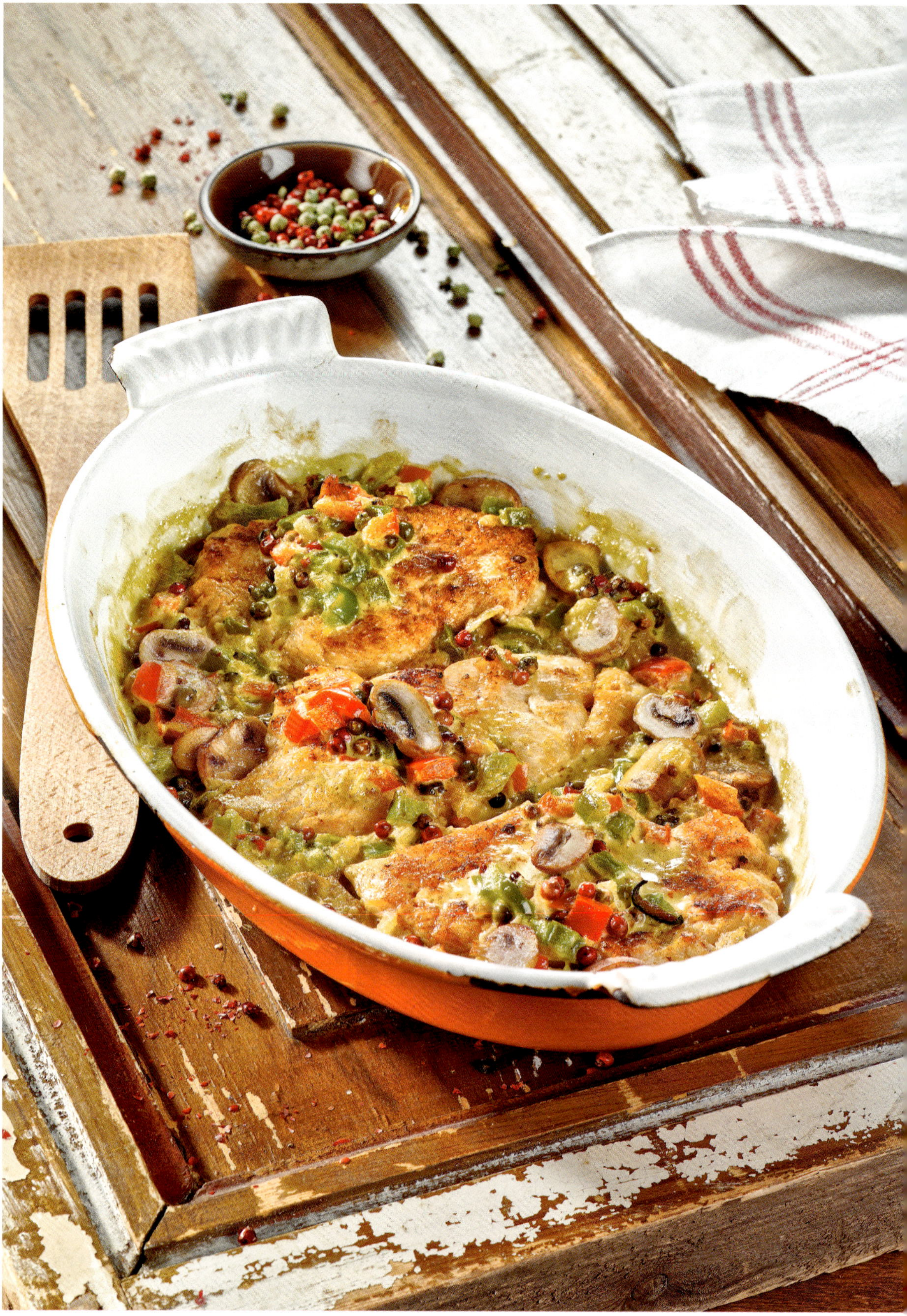

GRATINIERTE PUTENSCHNITZEL

IN PFEFFERSAUCE

Für 4 Personen
Zubereitungszeit: 25 Minuten
Backzeit: 20 Minuten

250 g frische Champignons
1 rote Paprikaschote
1 grüne Paprikaschote
4 Putenschnitzel (à 150 g)
2 EL Rapsöl
Salz
1 Msp. edelsüßes Paprikapulver
Butter für die Form
200 g geriebener Emmentaler
250 ml Sauce hollandaise (FP)
50 g Sahne
1 EL mittelscharfer Senf
1 TL grüne Pfefferkörner aus dem Glas
1 TL rosa Pfefferbeeren

Pro Portion
386 kcal, 39 g E, 13 g F, 3 g KH

1) Den Backofen auf 180 °C (Ober-/Unterhitze, 160 °C Umluft) vorheizen. Die Champignons putzen und in dünne Scheiben schneiden. Die Paprikaschoten waschen, von Stielansätzen und Samen befreien und fein würfeln.

2) Die Putenschnitzel unter fließendem, kaltem Wasser waschen und abtupfen. Das Öl in einer Pfanne bei mittlerer bis hoher Temperatur erhitzen und die Putenschnitzel darin auf jeder Seite 2–3 Minuten anbraten. Die Schnitzel herausnehmen, mit Salz und Paprikapulver würzen. Eine Auflaufform mit Butter ausstreichen.

3) Im verbliebenen Bratfett in der Pfanne das Gemüse bei mittlerer bis hoher Temperatur 1–2 Minuten anbraten. Die Hälfte davon aus der Pfanne nehmen und mit dem Käse mischen. In die Auflaufform geben und die Schnitzel darauf verteilen

4) Sauce hollandaise, Sahne und 100 ml Wasser zum übrigen Gemüse in die Pfanne gießen. Bei mittlerer Temperatur erhitzen, mit Senf und Salz abschmecken. Die grünen Pfefferkörner unterheben.

5) Die Sauce über die Putenschnitzel in der Auflaufform gießen und mit rosa Pfefferbeeren bestreuen. Im vorgeheizten Backofen auf der mittleren Schiene in etwa 20 Minuten goldbraun backen.

KABELJAU

MIT BASILIKUMMOUSSE

Für 4 Personen
Zubereitungszeit: 30 Minuten
Kühlzeit: 30 Minuten
Backzeit: 10 Minuten

Für die Basilikummousse:
1 TL körnige Gemüsebrühe
3 Blätter weiße Gelatine
100 g Sahne
2 Bund Basilikum

Für den Kabeljau:
300 g Karotten
2 kleine Zucchini
4 Kabeljauloins (grätenfreie Rückenfilets, à 160 g)
2 EL Butterschmalz
2–3 EL Zitronensaft
½ TL Kräutersalz
1 Msp. Piment d'Espellette
Salz
frisch gemahlener schwarzer Pfeffer
1 EL Sesamsamen, geröstet
Chiliflocken zum Dekorieren
2 unbehandelte Limetten

Pro Portion
358 kcal, 37 g E, 18 g F, 8 g KH

1) Für die Basilikummousse die gekörnte Gemüsebrühe mit 100 ml kochendem Wasser verrühren. Die Gelatine nach Packungsanleitung in kaltem Wasser einweichen. Sahne steif schlagen. Das Basilikum waschen, trockenschütteln und die Blättchen abzupfen, einige Blätter beiseitelegen. Die übrigen in etwa 1 l kochendem Wasser 30 Sekunden blanchieren, eiskalt abschrecken und abtropfen lassen. Mit 50 ml von der Gemüsebrühe pürieren.

2) In einem kleinen Topf die übrige Gemüsebrühe erwärmen und die ausgedrückte Gelatine darin auflösen. Zum pürierten Basilikum gießen und verrühren, die Sahne unterheben. Die Mousse im Kühlschrank mindestens 30 Minuten fest werden lassen.

3) Für den Kabeljau den Backofen auf 110 °C (Ober-/Unterhitze, 90 °C Umluft) vorheizen. Die Karotten schälen und die Zucchini waschen, beides in Streifen schneiden. Die Fischfilets unter fließendem, kaltem Wasser waschen und trockentupfen. In einer Pfanne das Butterschmalz bei mittlerer Temperatur erhitzen und die Filets darin auf jeder Seite 1–2 Minuten anbraten. Mit Zitronensaft beträufeln und mit Kräutersalz sowie Piment d'Espelette würzen. Den Fisch auf ein mit Backpapier bedecktes Backblech legen und im vorgeheizten Backofen auf der mittleren Schiene 8–10 Minuten garen.

4) Währenddessen den Bratfond bei geringer bis mittlerer Temperatur erhitzen und die Gemüsestreifen darin anschwitzen. Mit den Gewürzen abschmecken, die Sesamsamen dazugeben. Den Kabeljau mit dem Gemüse auf Tellern anrichten, mit Chiliflocken und Basilikumblättern dekorieren. Mit der Mousse servieren und halbierte Limetten zum Beträufeln dazu reichen.

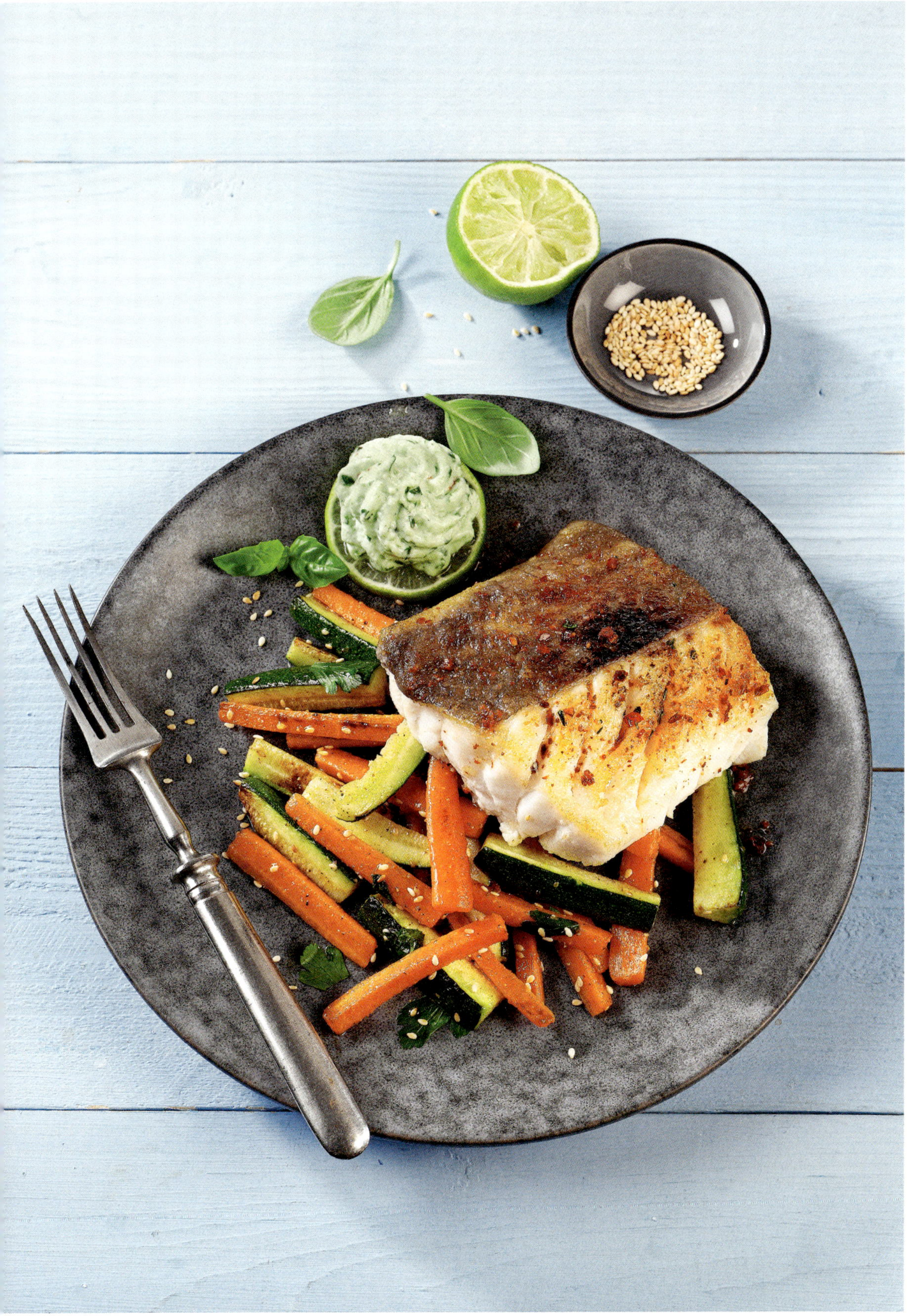

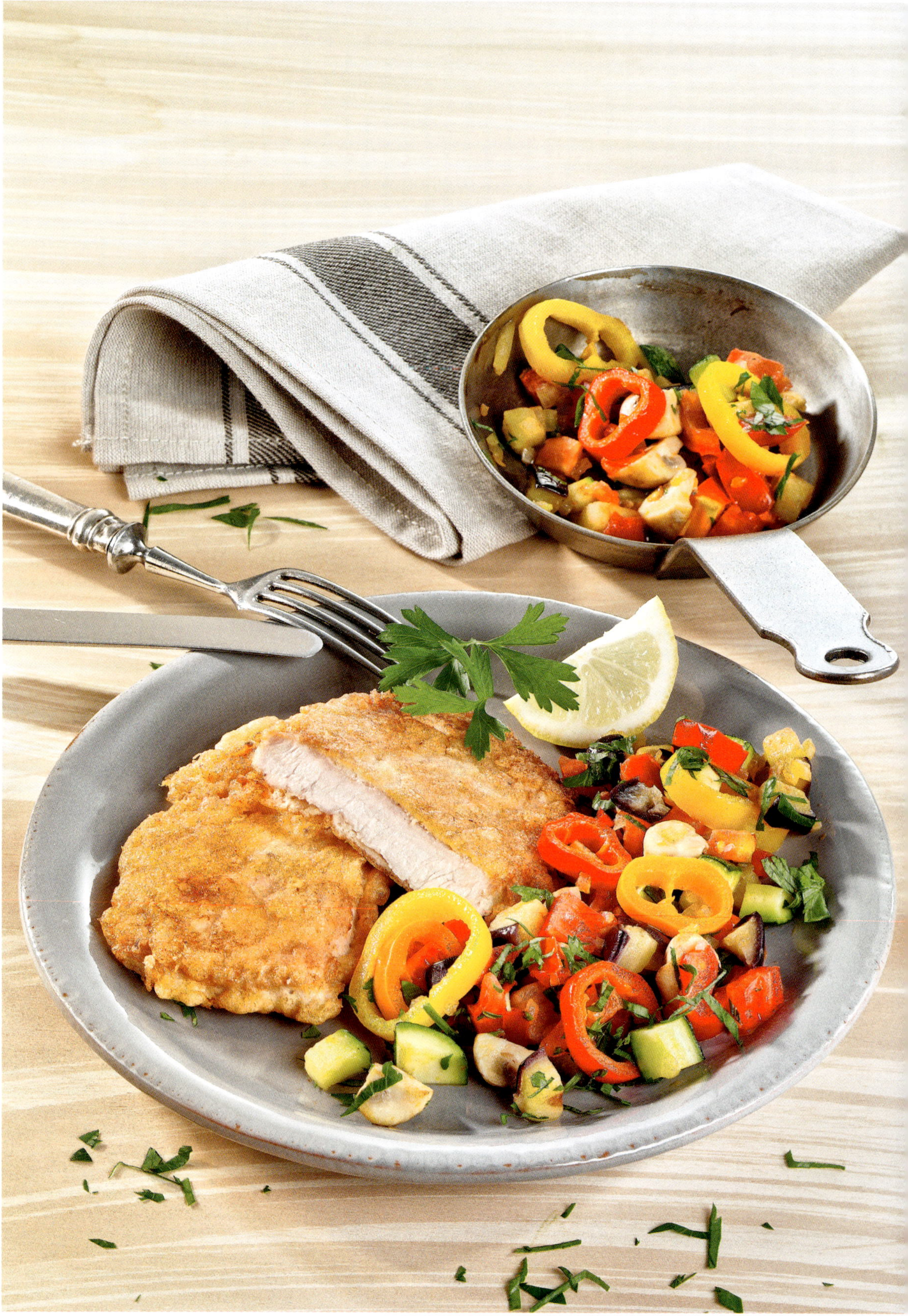

PARMESANSCHNITZEL

MIT RATATOUILLE

Für 4 Personen
Zubereitungszeit: 50 Minuten

2 Eier
40 g geriebener Parmesan
4 dünne Schweineschnitzel (à 150 g)
Salz
frisch gemahlener schwarzer Pfeffer
8 EL Olivenöl
½ Aubergine
1 große Zucchini
200 g Champignons
200 g Mini-Paprikaschoten
2 Zwiebeln
3 Tomaten
½ Bund glatte Petersilie
1 unbehandelte Zitrone
1 Prise Zucker

Pro Portion
757 kcal, 80 g E, 40 g F, 11 g KH

1) Den Backofen auf 80 °C (Ober-/Unterhitze, 60 °C Umluft) vorheizen. Eier und Parmesan in einer Schüssel verquirlen. Die Schnitzel etwas abtupfen, mit Salz und Pfeffer würzen. In einer beschichteten Pfanne 5 EL Öl bei mittlerer Temperatur erhitzen. Die Schnitzel nacheinander durch die Eimischung ziehen, sofort im heißen Öl auf jeder Seite in 5 Minuten goldgelb braten. Im Backofen auf einer hitzebeständigen Platte warm halten.

2) Die Aubergine und die Zucchini waschen und würfeln. Die Champignons putzen und klein schneiden. Die Paprikaschoten waschen, von Stielansätzen und Samen befreien und in Ringe schneiden. Die Zwiebeln abziehen und würfeln. Die Tomaten über Kreuz einschneiden und mit kochendem Wasser übergießen, häuten und würfeln. Die Petersilie waschen, trockenschütteln und fein hacken. Einige Spitzen für die Dekoration beiseitelegen. Die Zitrone in Spalten schneiden.

3) In einer Pfanne das übrige Öl bei mittlerer Temperatur erhitzen. Paprika und Zwiebeln darin 2–3 Minuten unter Wenden anbraten. Zucchini, Aubergine und Champignons zugeben, alles weitere 2–3 Minuten anbraten.

4) Die Kräuter zum Gemüse geben und alles etwa 10 Minuten bei reduzierter Temperatur dünsten, dann die Tomaten zugeben. Ratatouille mit Salz, Pfeffer und Zucker abschmecken. Anrichten und mit Zitronenspalten und Petersilie dekoriert servieren.

FISCHFRIKADELLEN

MIT KAROTTEN-ZUCCHINI-SALAT

Für 4 Personen
Zubereitungszeit: 40 Minuten

Für die Frikadellen:
1 Frühlingszwiebel
6 Stängel Koriander
600 g Rotbarschfilet
Salz
1 Msp. Cayennepfeffer
2 EL Olivenöl

Für den Salat:
300 g Karotten
2 Zucchini
6 cm frischer Ingwer
1 TL abgeriebene Schale von
1 unbehandelten Limette
1 EL Limettensaft
½ TL Honig
Salz
4 EL Olivenöl
40 g Cashewkerne, geröstet

Pro Portion
427 kcal, 32 g E, 26 g F, 10 g KH

1) Für die Frikadellen die Frühlingszwiebel putzen, waschen und fein würfeln. Den Koriander waschen und trockenschütteln, von vier Zweigen die Blätter abzupfen und fein hacken.

2) Das Rotbarschfilet unter fließendem, kaltem Wasser waschen und abtupfen. Mit einem großen, scharfen Messer erst in dünne Scheiben schneiden, dann so fein wie möglich hacken. Mit Frühlingszwiebeln und gehacktem Koriander in eine Schüssel geben. Mit Salz und Cayennepfeffer kräftig würzen und alles gut mischen, dann für 20 Minuten kalt stellen.

3) Für den Salat die Karotten schälen, die Zucchini waschen. Mit einem Spiralschneider zu Spaghetti schneiden (alternativ in feine Scheiben, dann in Streifen schneiden). Den Ingwer schälen und fein reiben. Mit Limettenschale, Limettensaft, Honig und etwas Salz in einer Schüssel verrühren. Die Gemüsespaghetti sowie das Öl unterheben.

4) Aus der Fischmasse mit feuchten Händen zwölf gleich große Frikadellen formen. In einer beschichteten Pfanne das Öl bei mittlerer bis hoher Temperatur erhitzen und die Frikadellen darin auf jeder Seite 3–4 Minuten braten. Mit dem Karotten-Zucchini-Salat anrichten. Mit dem übrigen Koriandergrün und den Cashewkernen dekoriert servieren.

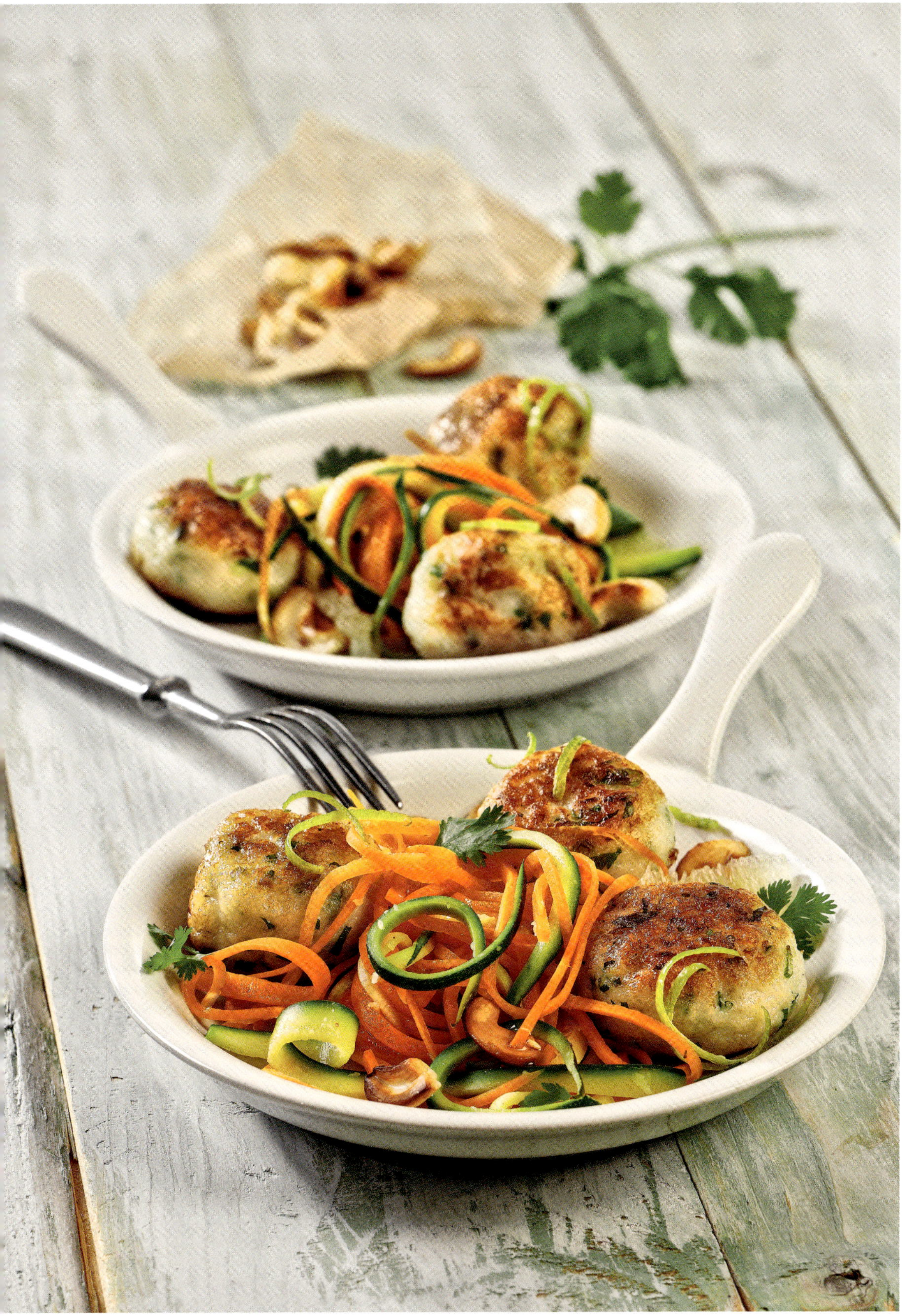

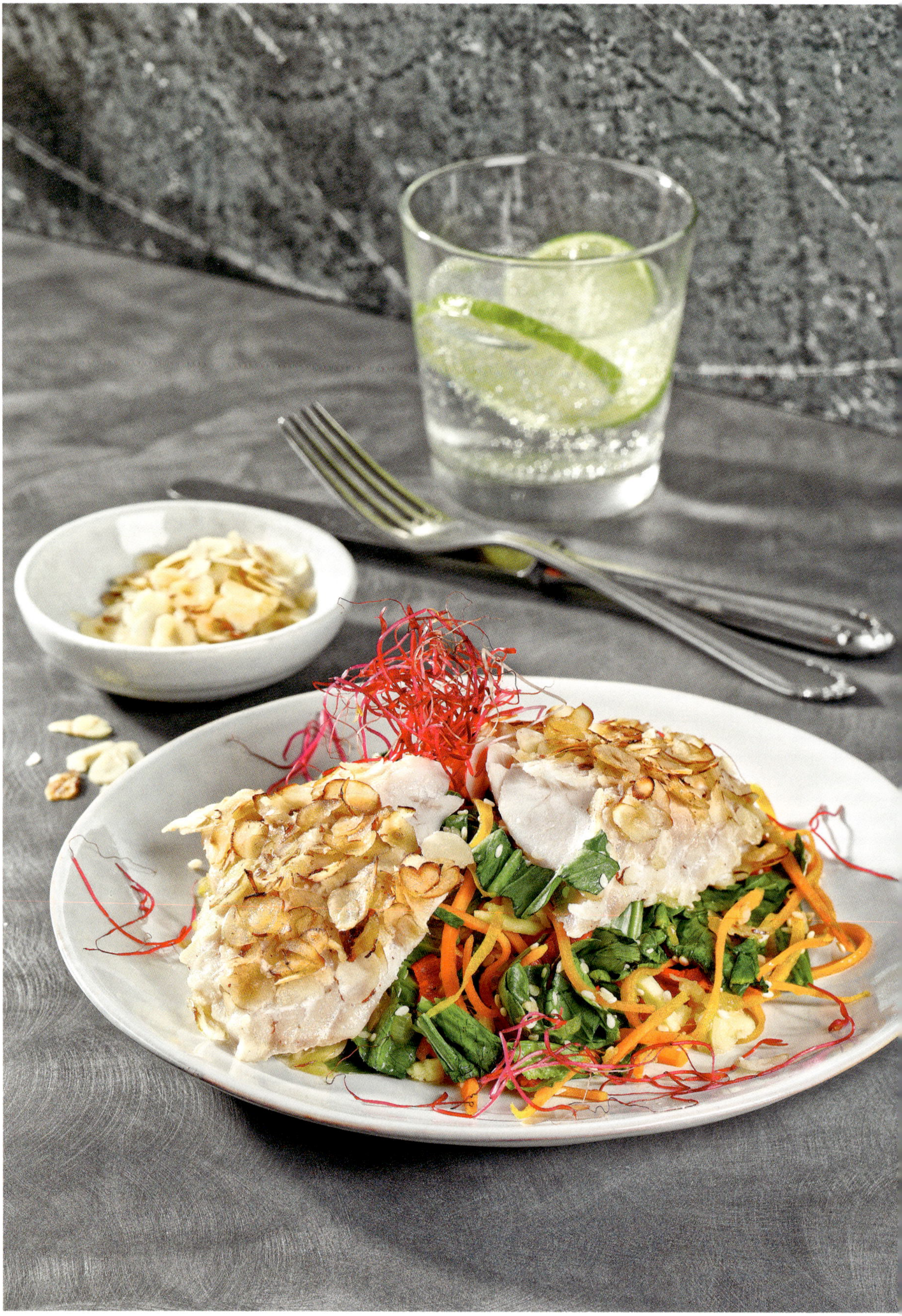

ROTBARSCH

IN HASELNUSSKRUSTE MIT MANGOLDGEMÜSE

Für 4 Personen
Zubereitungszeit: 35 Minuten

Für den Fisch:
8 Rotbarschfilets (à 160 g)
Salz
frisch gemahlener schwarzer Pfeffer
2 EL Tafelmeerrettich
80 g Haselnusskerne
2 EL Butter

Für das Gemüse:
1 Zwiebel
4 Baby-Mangold oder Pak Choi
2 Karotten
1 kleine rote Spitzpaprikaschote
1 EL Butter
1 EL Sesamsamen
100 ml Gemüsebrühe
1 cm frischer Ingwer
Salz
frisch gemahlener schwarzer Pfeffer

Außerdem:
Rote-Bete-Sprossen zum Dekorieren

Pro Portion
496 kcal, 45 g E, 28 g F, 10 g KH

1) Für den Fisch den Backofen auf 200 °C (Ober-/Unterhitze, 180 °C Umluft) vorheizen. Die Rotbarschfilets unter fließendem, kaltem Wasser waschen und abtupfen. Mit Salz und Pfeffer würzen, mit dem Meerrettich bestreichen. Die Haselnusskerne hobeln und die Filets mit Ober- und Unterseite hineindrücken. In eine ofenfeste Form legen. Die Butter zerlassen und die Filets damit beträufeln. Im vorgeheizten Ofen auf der mittleren Schiene 15–18 Minuten garen.

2) Für das Gemüse die Zwiebel abziehen und fein würfeln. Den Mangold putzen, waschen und in mundgerechte Stücke schneiden. Die Karotten schälen und in Streifen schneiden. Die Paprikaschote waschen, von Stielansatz und Samen befreien und ebenfalls in Streifen schneiden. Das Gemüse bei geringer bis mittlerer Temperatur in einer Pfanne in 1 EL zerlassener Butter andünsten. Die Sesamsamen dazugeben und die Brühe angießen. Alles aufkochen und zugedeckt etwa 5 Minuten köcheln lassen, bis die Brühe verkocht ist.

3) Den Ingwer schälen und dazureiben. Das Gemüse mit Salz und Pfeffer abschmecken. Die Rotbarschfilets auf dem Gemüse anrichten und mit Sprossen dekoriert servieren.

»SALTIMBOCCA«

MIT AVOCADO-HUMMUS

Für 4 Personen
Zubereitungszeit: 45 Minuten

Für das Avocado-Hummus:
200 g vorgegarte Kichererbsen
aus der Dose
1 Avocado
½ Bund Koriander
1 Knoblauchzehe
50 ml Olivenöl
Meersalz

Für die »Saltimbocca«:
4 Schweineschnitzel (à 180 g)
frisch gemahlener schwarzer Pfeffer
12 Scheiben Parmaschinken
12 Salbeiblätter
1 Zwiebel
2 Zucchini
1 Glas geröstete Paprika (200 g)
4 EL Olivenöl
Salz
1 TL Butter

Außerdem:
kleine Holzspieße oder Zahnstocher

Pro Portion
781 kcal, 82 g E, 38 g F, 20 g KH

1) Für den Hummus die Kichererbsen abtropfen lassen, in einen Topf geben und mit Wasser bedeckt etwa 10 Minuten köcheln lassen. Durch ein Sieb abgießen und abtropfen lassen. Die Avocado schälen, halbieren, vom Kern befreien und in grobe Stücke schneiden. Den Koriander waschen und trockenschütteln, die Blätter abzupfen. Den Knoblauch abziehen und würfeln.

2) Kichererbsen, Avocado und Knoblauch in einen schmalen, hohen Becher geben und mit dem Stabmixer fein pürieren. Korianderblätter dazugeben und noch einmal mixen. Das Olivenöl mit einem Löffel unterrühren, mit Salz abschmecken.

3) Die Schnitzel etwas abtupfen und dritteln. Nacheinander in einen Gefrierbeutel geben und mit einem Stieltopf so dünn wie möglich plattieren. Anschließend pfeffern und mit je einer Scheibe Schinken belegen, zusammenklappen. Jedes mit einem Salbeiblatt belegen und mit Holzspießen verschließen.

4) Die Zwiebel abziehen, halbieren und in Streifen schneiden. Die Zucchini waschen, längs halbieren und in Scheiben schneiden. Die Paprikaschoten abtropfen lassen und in Streifen schneiden. In einer Pfanne 1 EL Öl bei mittlerer Temperatur erhitzen. Zwiebel und Zucchini darin anbraten, mit Salz und Pfeffer würzen und 5 Minuten braten. Die Paprika untermischen.

5) In einer zweiten Pfanne das übrige Öl bei mittlerer Temperatur erhitzen und die gefüllten Schnitzel darin portionsweise auf jeder Seite in 3–4 Minuten goldbraun braten. Die Pfanne vom Herd ziehen und die Butter darin zerlassen. Das Gemüse mit »Saltimbocca« anrichten und mit Bratensaft aus der Pfanne beträufeln. Mit dem Avocado-Hummus servieren.

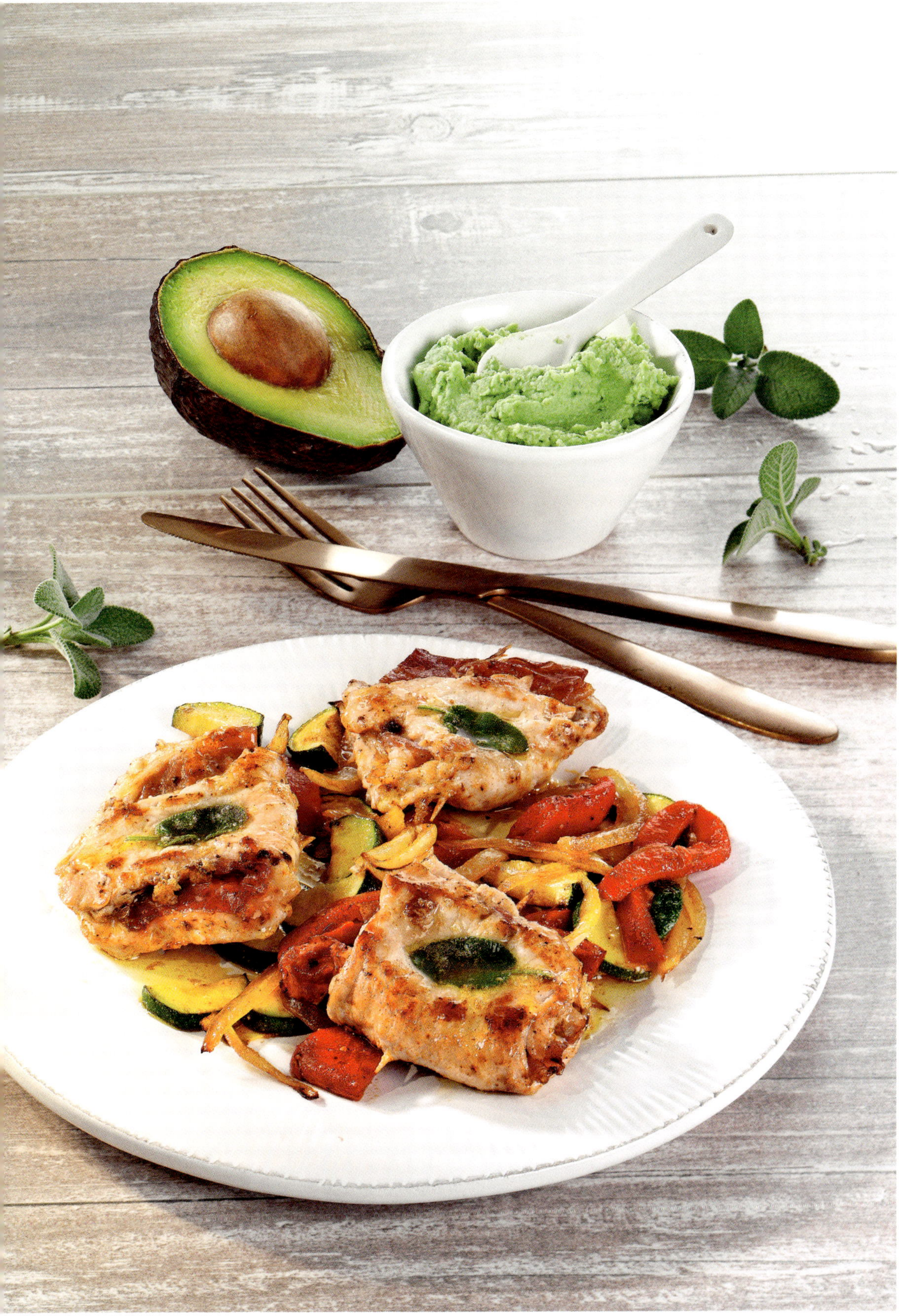

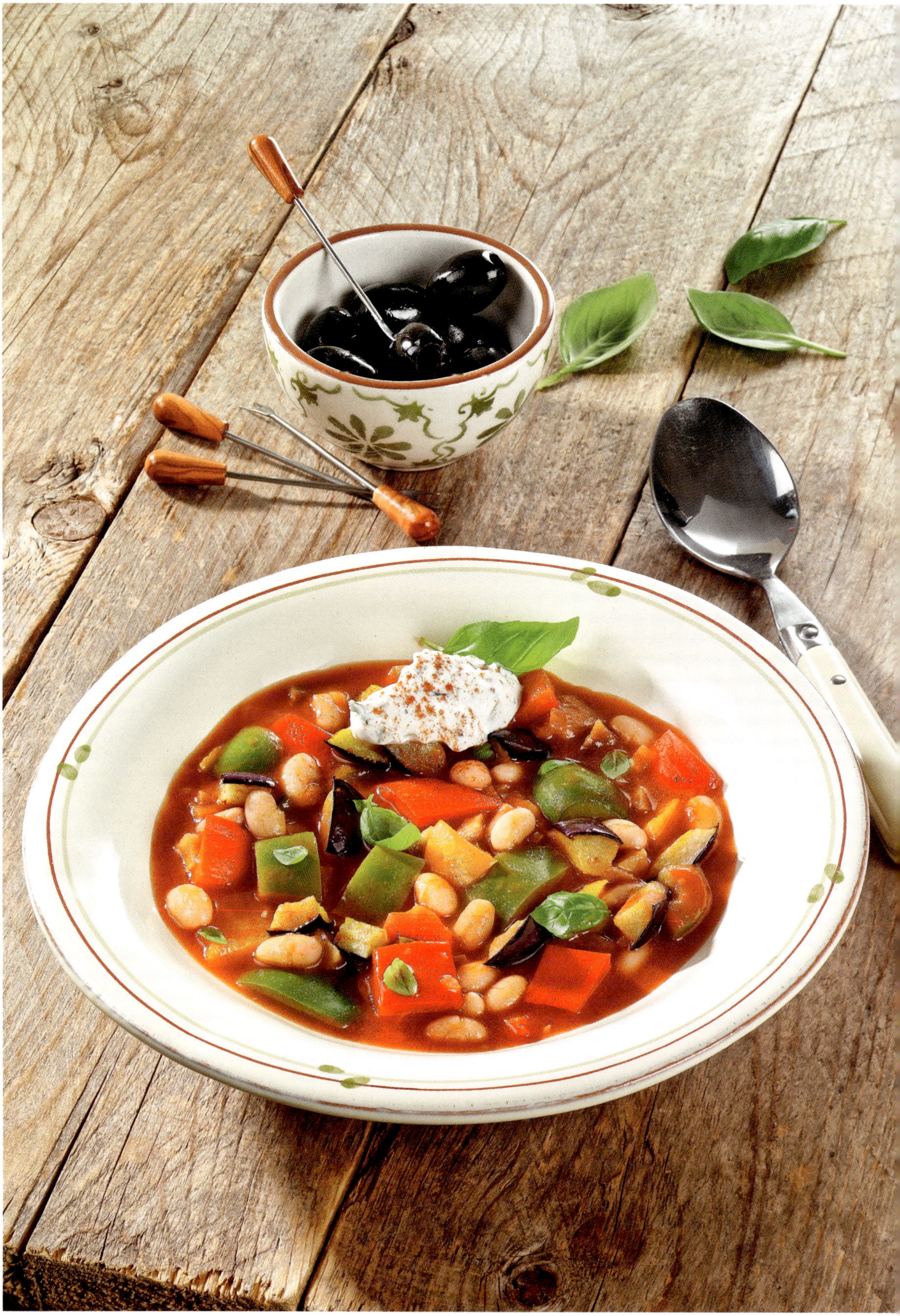

PAPRIKA-BOHNEN-EINTOPF

MIT QUARK

Für 4 Personen
Zubereitungszeit: 35 Minuten

120 g schwarze Oliven ohne Stein
½ Bund Basilikum
600 g Magerquark
4 EL Olivenöl
Salz
1 TL edelsüßes Paprikapulver
2 Auberginen (600 g)
3 rote Zwiebeln
je 1 rote, grüne und gelbe Paprikaschote
500 ml Gemüsebrühe
1 Dose stückige Tomaten (400 g)
½ Dose weiße Bohnen (200 g)
frisch gemahlener schwarzer Pfeffer

Pro Portion
503 kcal, 30 g E, 27 g F, 25 g KH

1) Die Oliven abtropfen lassen und die Hälfte davon fein hacken. Das Basilikum waschen, trockenschütteln und fein hacken, einige Blätter für die Dekoration beiseitelegen. Quark, 1 EL Olivenöl, gehackte Oliven und gehacktes Basilikum verrühren, mit Salz und der Hälfte des Paprikapulvers abschmecken und kalt stellen.

2) Die Auberginen waschen und würfeln, leicht salzen. Die Zwiebeln abziehen und ebenfalls würfeln. Die Paprikaschoten waschen, von Stielansätzen und Samen befreien und in grobe Stücke schneiden. Eine mittelgroße beschichtete Pfanne bei mittlerer Temperatur erhitzen, dann 2 EL Gemüsebrühe hineingeben. Darin die Gemüsewürfel 3–4 Minuten unter Schwenken garen.

3) Das übrige Olivenöl unterrühren. Tomaten, abgetropfte Bohnen und die restliche Gemüsebrühe zugeben, alles aufkochen und bei geringer Temperatur 10–12 Minuten zugedeckt garen.
Mit Salz und Pfeffer abschmecken. Den Eintopf mit dem Quark anrichten. Den Quark mit dem übrigen Paprikapulver bestauben und den Eintopf mit Basilikumblättern bestreuen. Die übrigen Oliven dazu reichen.

PAPRIKASUPPE

MIT JAKOBSMUSCHELSPIESS

Für 4 Personen
Zubereitungszeit: 25 Minuten

2 kleine rote Paprikaschoten
2 Salatgurken
2 Zwiebeln
2 Knoblauchzehen
1 Dose stückige Tomaten (400 g)
250 g weiße Bohnen aus der Dose
Salz
300 ml Mineralwasser
1½ EL Rotweinessig
½ TL Kümmelpulver
10–12 cm Ingwer
8 Kirschtomaten
2 Stängel krause Petersilie
8 Jakobsmuscheln
4 EL Olivenöl
frisch gemahlener schwarzer Pfeffer

Außerdem:
4 kleine Holzspieße

Pro Portion
327 kcal, 17 g E, 14 g F, 23 g KH

1) Die Paprikaschoten waschen, von Stielansätzen sowie Samen befreien und klein schneiden. Die Gurken waschen, fein würfeln und die Hälfte davon beiseitestellen. Zwiebeln und Knoblauch abziehen und grob hacken. Stückige Tomaten, abgetropfte Bohnen, Paprikaschoten, die Hälfte der Gurkenwürfel, Zwiebeln, Knoblauch, Salz und Mineralwasser mit dem Stabmixer pürieren.

2) Diese Suppe nach Belieben durchsieben, dann mit Essig und Kümmel abschmecken. Den Ingwer schälen und fein hacken. Die Suppe erwärmen und den Ingwer unterrühren.

3) Die Kirschtomaten waschen, die Petersilie waschen, trockenschütteln und grob zerzupfen. Jeweils zwei Jakobsmuscheln und zwei Tomaten auf Spieße stecken. Vom Olivenöl 2 EL in einer Pfanne bei mittlerer Temperatur erhitzen und die Spieße darin auf jeder Seite 1–2 Minuten braten. Mit Salz und Pfeffer würzen und aus der Pfanne nehmen. Im übrigen Öl die Petersilie 1 Minute ausbacken.

4) Die Spieße zur Suppe anrichten. Die übrigen Gurkenwürfel über die Suppe streuen und alles mit Petersilie dekorieren.

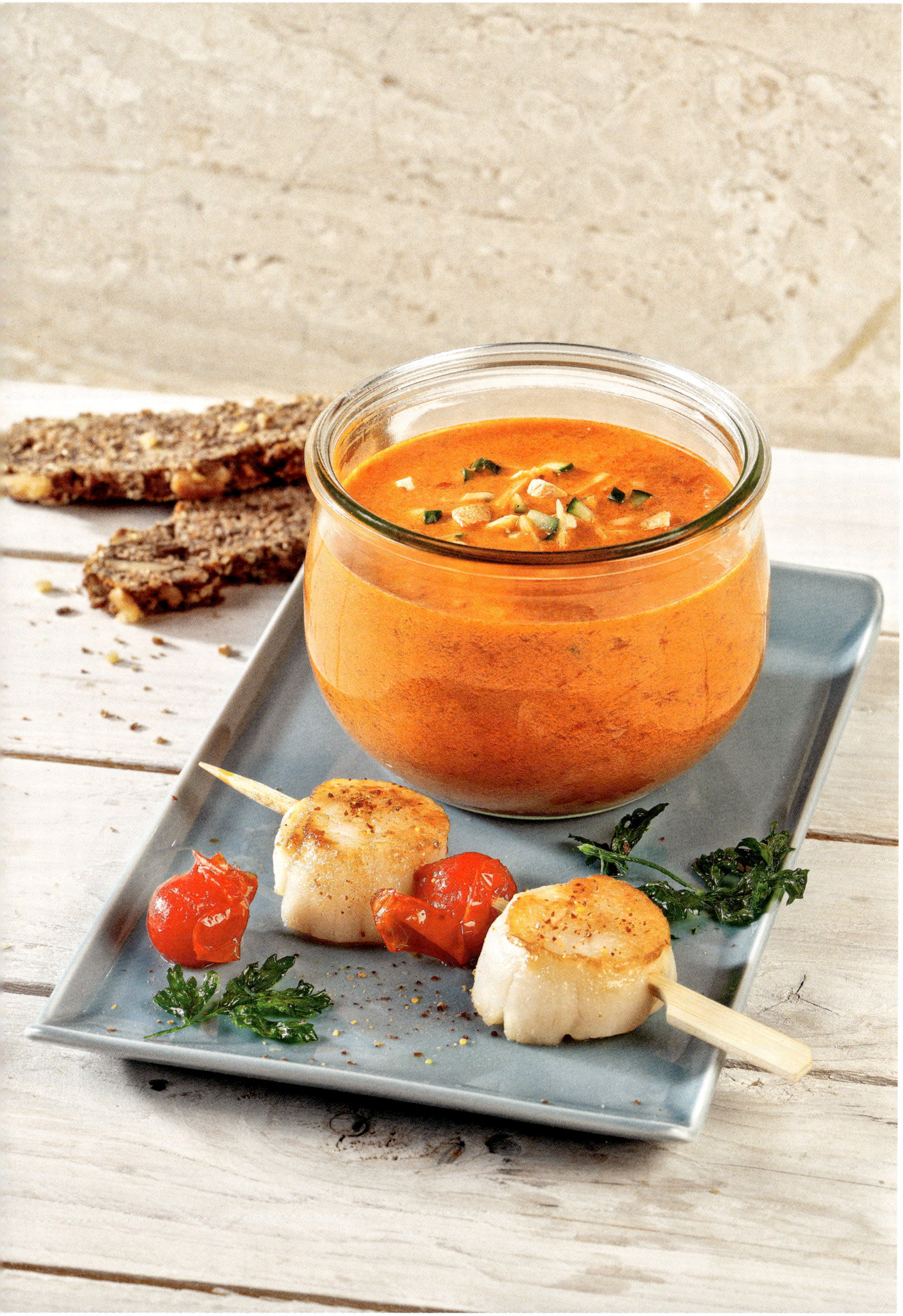

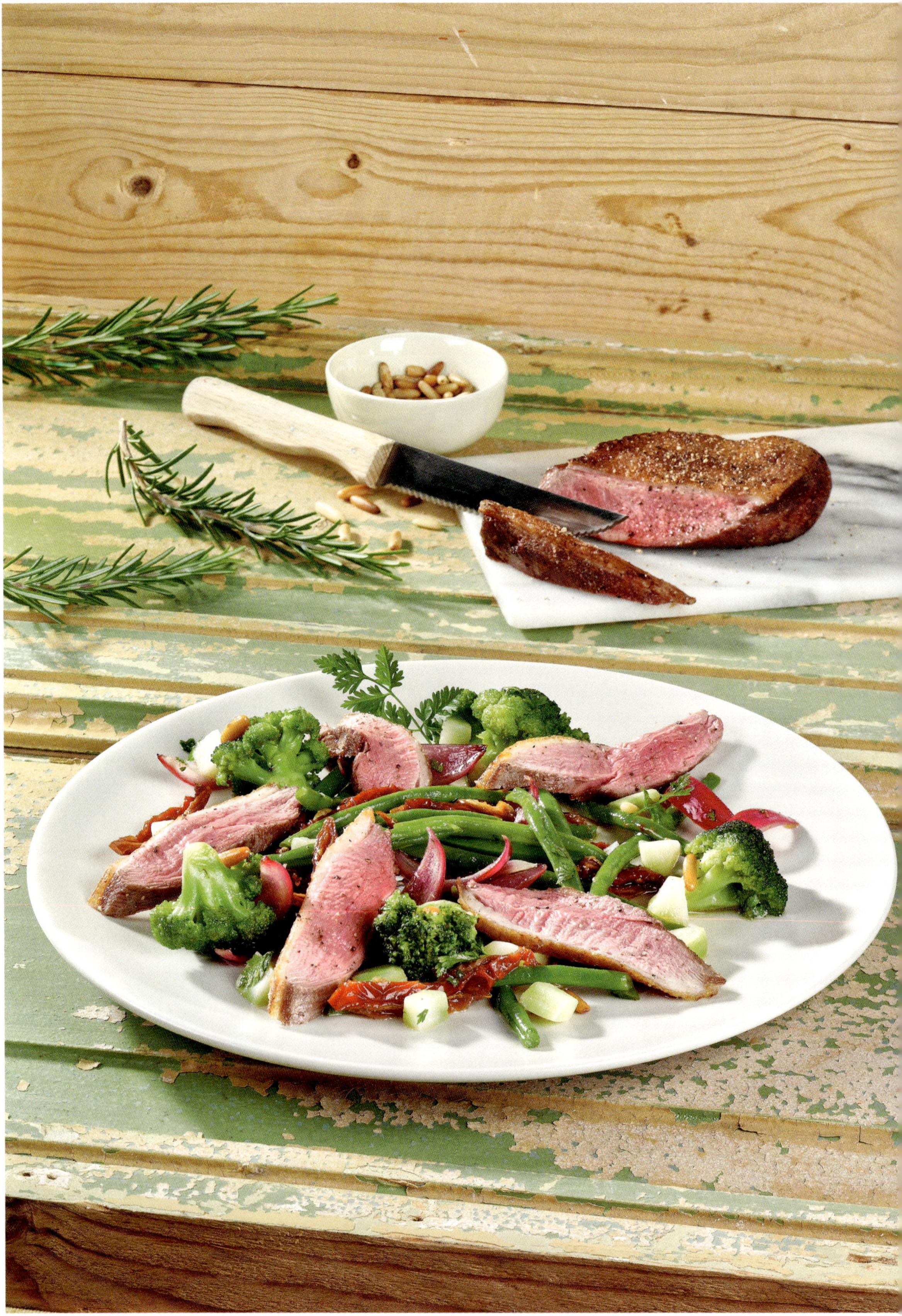

ENTENBRUST

AUF GEMÜSESALAT

Für 4 Personen
Zubereitungszeit: 25 Minuten
Backzeit: 30 Minuten

1 Brokkoli
350 g grüne Bohnen
Salz
2 rote Zwiebeln
4 Stängel Kerbel
120 g getrocknete Tomaten in Öl
5 EL Weißweinessig
frisch gemahlener schwarzer Pfeffer
1 Prise Zucker
12 EL Sonnenblumenöl
450 g Entenbrustfilet
1 Zweig Rosmarin
Pinienkerne zum Dekorieren

Pro Portion
698 kcal, 24 g E, 60 g F, 8 g KH

1) Den Backofen auf 80 °C (Ober-/Unterhitze, 60 °C Umluft) vorheizen. Den Brokkoli putzen und in Röschen schneiden, den Stiel schälen und würfeln. Die Bohnen putzen und waschen, in Salzwasser 2 Minuten kochen. Den Brokkoli zugeben und das Gemüse weitere 6 Minuten garen.

2) Die Zwiebeln abziehen, halbieren und in dünne Streifen schneiden. Den Kerbel waschen, trockenschütteln und fein hacken. Die Tomaten abtropfen lassen und in Streifen schneiden. Weißweinessig, 5 EL Wasser, je eine Prise Salz, Pfeffer und Zucker und 8 EL Öl in einer großen Schüssel verrühren. Zwiebeln, Kerbel und Tomaten zugeben. Das Gemüse abgießen, abschrecken und abtropfen lassen. Unter die Vinaigrette heben.

3) Die Entenbrust unter fließendem, kaltem Wasser waschen und trockentupfen. Den Rosmarin waschen und trockenschütteln. In einer ofenfesten Pfanne 4 EL Öl bei mittlerer Temperatur erhitzen. Die Entenbrust darin auf jeder Seite in 1–2 Minuten goldbraun anbraten, den Rosmarin mitbraten. Die Entenbrust pfeffern, salzen und im vorgeheizten Ofen auf der mittleren Schiene in 30 Minuten fertig garen – sie sollte innen noch rosa sein. Zum Servieren die Entenbrust in dünne Scheiben schneiden und auf dem Salat anrichten. Pinienkerne nach Belieben in einer Pfanne ohne Fett 1 Minute anrösten, den Gemüsesalat damit dekoriert servieren.

ABENDESSEN

Endlich zur Ruhe kommen, den Tag Revue passieren, den Stress ausklingen lassen: Wie ginge das besser als im Kreis von Familie und Freunden bei einer gemeinsam genossenen Mahlzeit? Es hat Zeiten gegeben, in denen eine Diät ganz schön einsam machen konnte, weil sie keine Chance ließ, gesellig an einer Mahlzeit teilzunehmen. Die LCHF-Diät zeigt, dass moderne Diäternährung heute das Potenzial hat, für sich und andere köstliche Mahlzeiten zuzubereiten, die die Faktoren Gesundheit und Gewichtsreduktion dabei nicht aus dem Auge verlieren. So wird die abendliche Tischrunde zum Wohlfühlort und die Abendmahlzeit zum Garanten gesunden Wohlgefühls.

MAIS-PAPRIKA-SUPPE

MIT SCHINKENCHIPS

Für 4 Personen
Zubereitungszeit: 20 Minuten

1 Dose Mais (300 g)
1 Zwiebel
1 rote Paprikaschote
2 EL Butter
8 Scheiben Parmaschinken
1 EL Currypulver
750 ml Milch
1 EL körnige Hühnerbrühe
250 g Crème fraîche
Salz
frisch gemahlener schwarzer Pfeffer
50 g Sprossenmix (z. B. Rote-Bete- und Erbsensprossen)

Pro Portion
351 kcal, 9 g E, 26 g F, 15 g KH

1) Den Mais abtropfen lassen, die Zwiebel abziehen und würfeln. Die Paprikaschote waschen, von Stielansatz sowie Samen befreien und würfeln. In einer Pfanne die Butter bei mittlerer Temperatur zerlassen und den Schinken darin in 1–2 Minuten knusprig braten, auf Küchenpapier abtropfen lassen. Zwiebel und Mais mit Currypulver bestaubt 1–2 Minuten im Bratfett anschwitzen.

2) Milch und Brühe unter Rühren zufügen. Aufkochen und etwa 5 Minuten weiterköcheln, dann die Crème fraîche unterrühren.

3) Den Schinken in größere Stücke brechen, die Suppe mit Salz und Pfeffer abschmecken. Mit Sprossen, Paprikawürfeln und Schinkenchips anrichten und servieren.

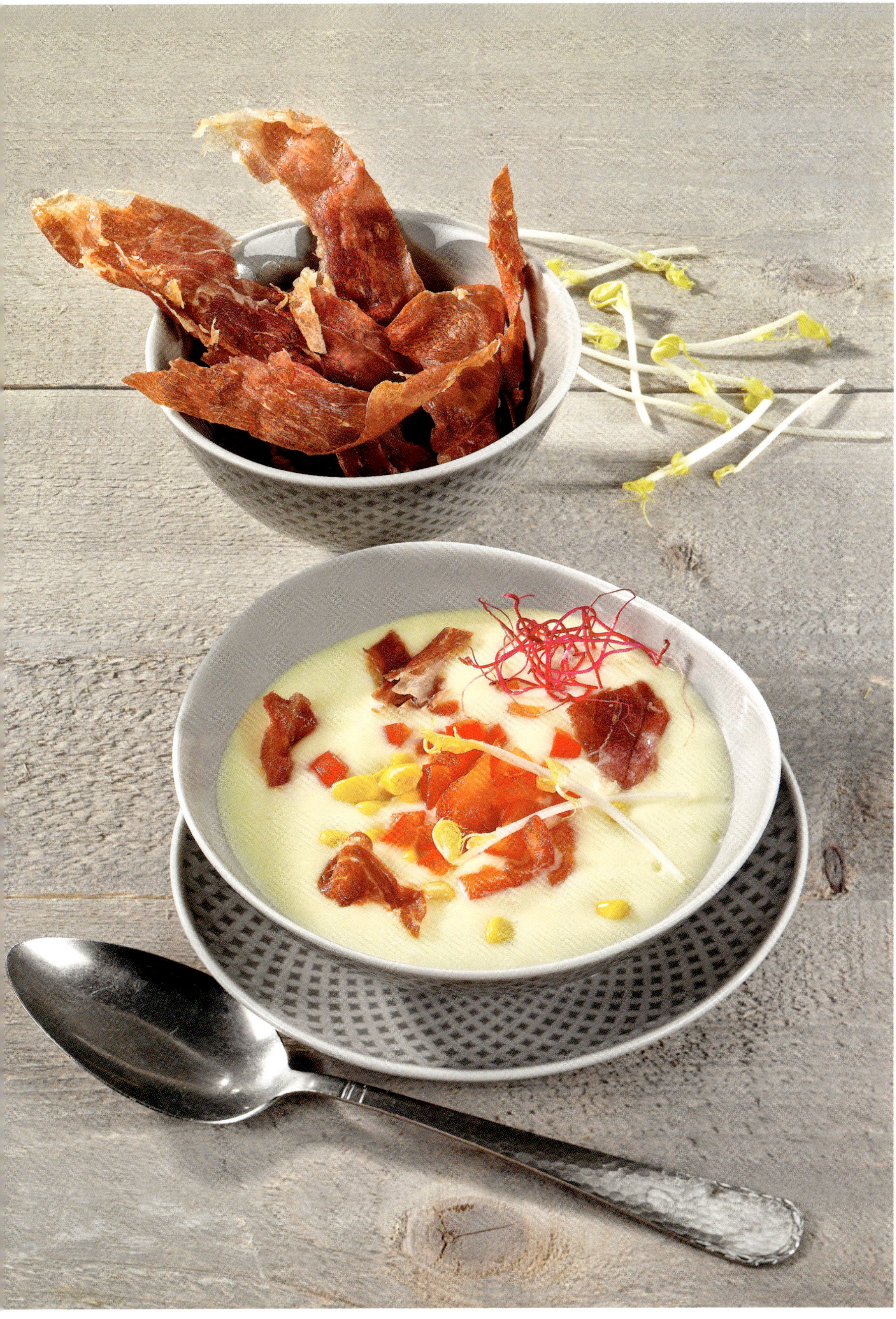

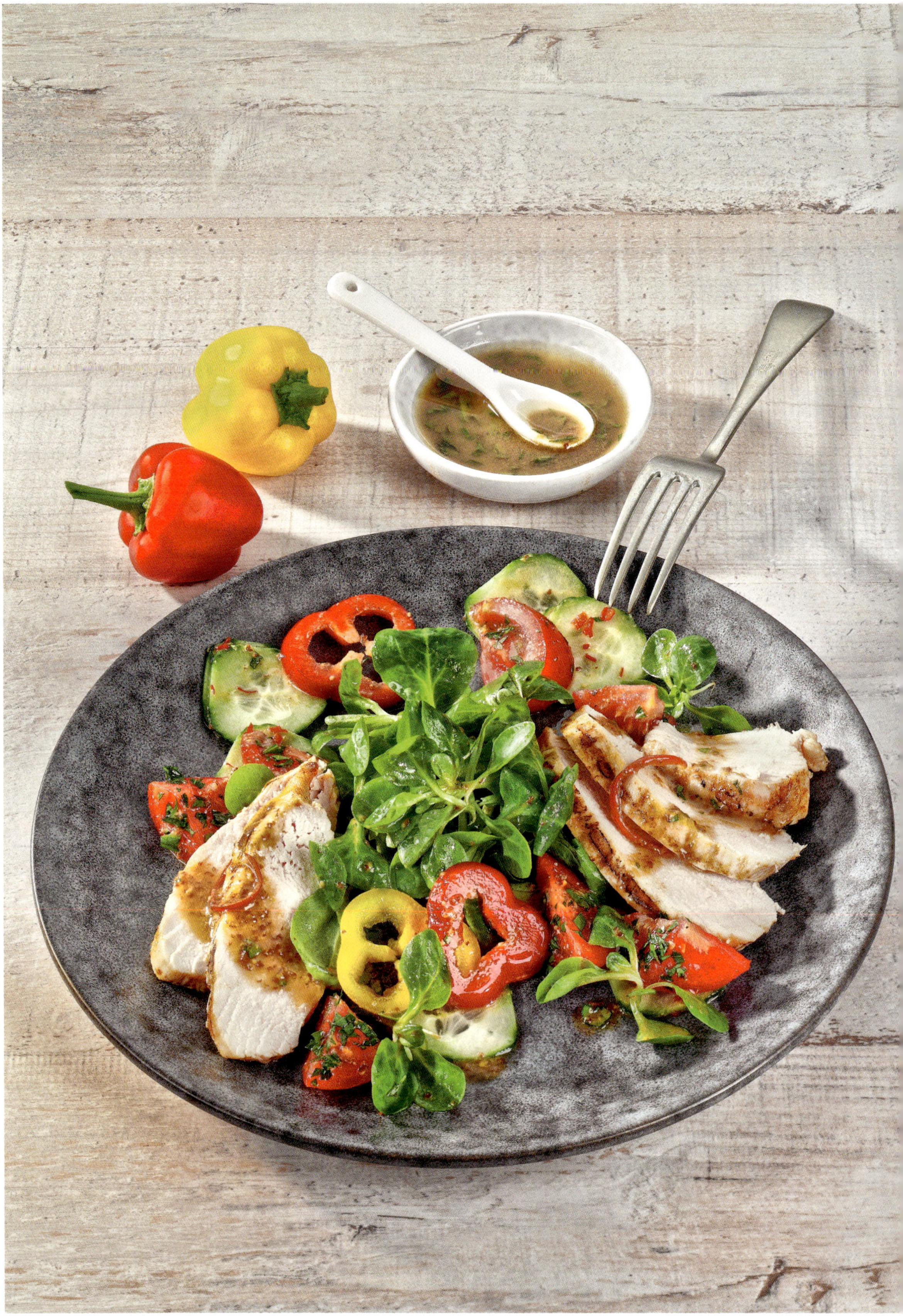

BUNTER SALAT

MIT HÄHNCHENBRUSTSTREIFEN UND BALSAMICODRESSING

Für 4 Personen
Zubereitungszeit: 25 Minuten

Für das Hähnchen:
500 g Hähnchenbrustfilet
Salz
frisch gemahlener schwarzer Pfeffer
1 EL neutrales Pflanzenöl

Für Salat und Dressing:
1 mittelgroße Salatgurke
je 2 rote und gelbe Mini-Paprikaschoten
4 große Strauchtomaten
350 g Feldsalat
1 Bund glatte Petersilie
80 ml Rapsöl
1 Spritzer Zitronensaft
3 EL dunkler Balsamicoessig
1 EL Honig
1 EL mittelscharfer grober Senf
1 rote Chilischote
Salz
frisch gemahlener schwarzer Pfeffer

Pro Portion
430 kcal, 32 g E, 24 g F, 16 g KH

1) Für das Hähnchen den Backofen auf 80 °C (Ober-/Unterhitze, 60 °C Umluft) vorheizen. Das Fleisch unter fließendem, kaltem Wasser waschen, trockentupfen und mit Salz und Pfeffer würzen. In einer ofenfesten Grillpfanne das Öl bei mittlerer Temperatur erhitzen und das Fleisch darin in 3–4 Minuten rundum goldbraun anbraten. Im vorgeheizten Backofen auf der mittleren Schiene 15 Minuten garen.

2) Währenddessen den Salat zubereiten: Die Salatgurke waschen und in dünne Scheiben schneiden. Die Paprikaschoten waschen, von den Stielansätzen und Samen befreien und in feine Ringe oder Streifen schneiden. Die Tomaten waschen, von den Stielansätzen befreien und klein schneiden. Den Salat waschen, trockenschütteln und etwas zerzupfen. Gemüse und Salat in einer großen Schüssel gut vermengen und kühl stellen.

3) Für das Dressing die Petersilie waschen, trockenschütteln und sehr fein hacken. Öl, Zitronensaft, Balsamicoessig, Honig und Senf kräftig verrühren. Die Chilischote waschen, von Stielansatz sowie Samen befreien und sehr fein hacken.

4) Die Petersilie und die Chili unterrühren, mit Salz und Pfeffer würzen.

5) Das warme Fleisch in Scheiben schneiden. Mit dem Salat und Dressing anrichten und servieren.

GEBACKENES OFENGEMÜSE

MIT ROTER SAUCE

Für 4 Personen
Zubereitungszeit: 30 Minuten
Backzeit: 50 Minuten

Für das Ofengemüse:
3 EL Olivenöl
1 Knolle Knoblauch
200 g festkochende Kartoffeln
1 große frische Rote Bete
2 rote Zwiebeln
2 kleine Zucchini
300 g Hokkaidokürbis
4 Tomaten
1 Zweig Rosmarin
Salz
frisch gemahlener schwarzer Pfeffer
1 Ziegenfrischkäsetaler (150 g)

Für die Sauce:
1 Rote Bete, gebacken (siehe oben)
Saft von ½ unbehandelten Limette
2 EL Apfelessig
1 TL flüssiger Honig
2 EL Olivenöl
Salz
frisch gemahlener schwarzer Pfeffer

Für das Chili-Öl:
1 Bund glatte Petersilie
2 grüne Chilischoten
2 EL Olivenöl
Salz
frisch gemahlener schwarzer Pfeffer

Pro Portion
442 kcal, 11 g E, 31 g F, 20 g KH

1) Den Backofen auf 200 °C (Ober-/Unterhitze, 180 °C Umluft) vorheizen. Ein Backblech mit 1 EL Öl bestreichen. Den Knoblauch waagerecht halbieren. Die Kartoffeln schälen, waschen und längs halbieren. Die Rote Bete schälen und in Spalten schneiden (Vorsicht, dabei Handschuhe tragen).

2) Knoblauch und Gemüse auf dem Backblech verteilen, dabei aber nicht mischen, sondern separat legen. Im vorgeheizten Ofen auf der mittleren Schiene zunächst 20 Minuten backen.

3) Zwiebeln abziehen und in Spalten schneiden, Zucchini waschen und in dicke Scheiben schneiden. Kürbis waschen, vierteln, mit einem Esslöffel von den Kernen befreien und in Spalten schneiden. Tomaten waschen, halbieren und von Stielansätzen befreien. Den Rosmarin waschen, trockenschütteln und grob zerzupfen.

4) Die Rote Bete vom Blech nehmen und beiseitestellen. Das frische Gemüse und den Rosmarin auf das Blech geben – dabei die Tomaten mit den Schnittflächen nach oben auf das Blech setzen. Alles mit 2 EL Öl beträufeln, mit Salz sowie Pfeffer würzen und weitere 30 Minuten backen.

5) Für die Sauce die gebackene Rote Bete, Limettensaft, Essig, Honig, Olivenöl und 4 EL Wasser fein pürieren. Mit Salz und Pfeffer abschmecken. Für das Chili-Öl die Petersilie waschen, trockenschütteln, die Blättchen abzupfen und fein hacken. Die Chilischoten waschen, von Stielansätzen und Samen befreien und in feine Ringe schneiden. Chili, Petersilie und Olivenöl verrühren. Mit Salz und Pfeffer abschmecken.

6) Etwa 10 Minuten vor Ende der Backzeit den Käse über das Gemüse bröseln. Das Ofengemüse mit Rote-Bete-Sauce und Chili-Öl servieren.

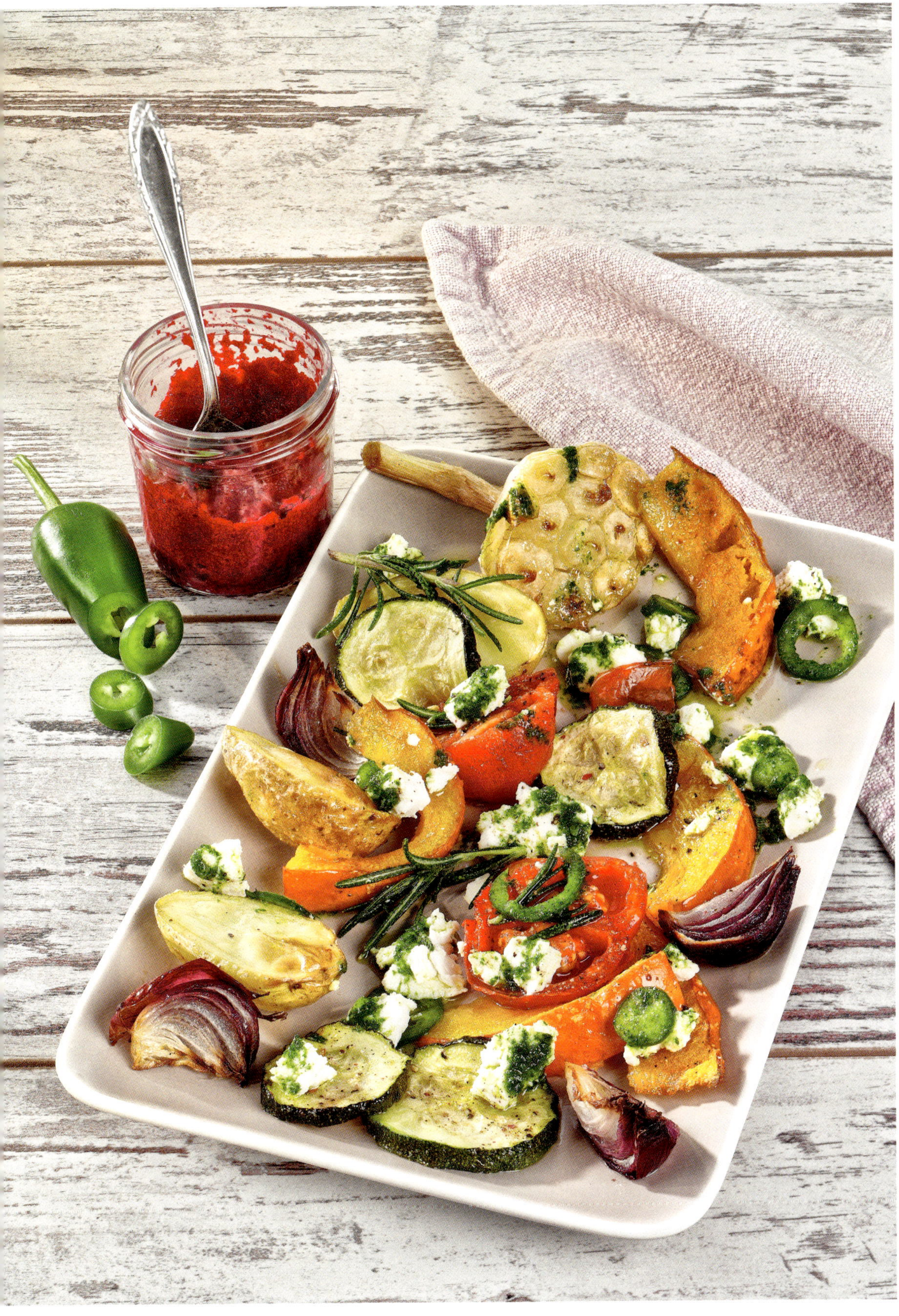

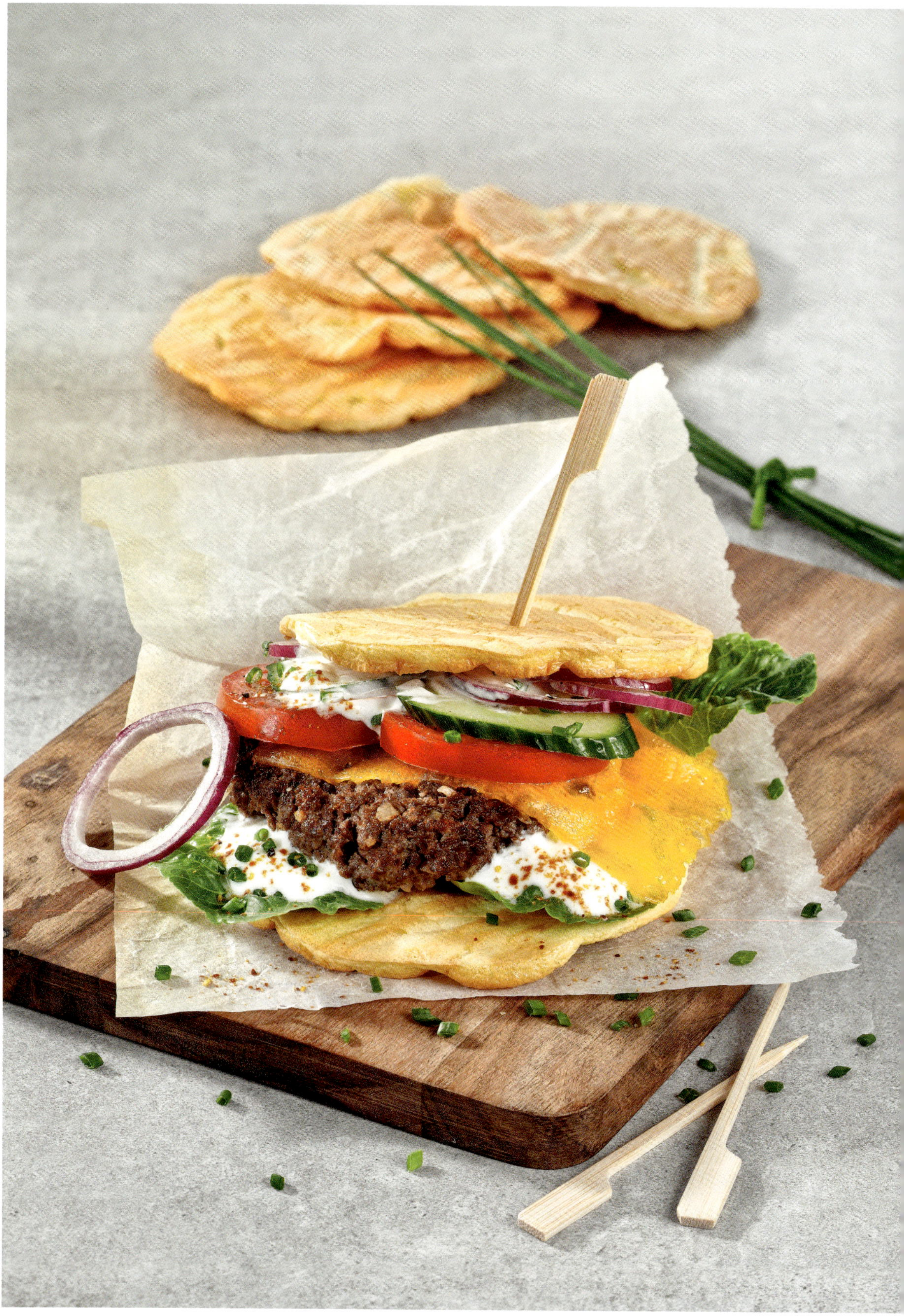

CHEESEBURGER

IM LOW-CARB-BUN

Für 4 Personen
Zubereitungszeit: 40 Minuten

Für die Buns:
3 Eier
100 g Doppelrahm-Frischkäse
1 TL Backpulver
2 EL gemahlene Mandelkerne
Salz

Für den Belag:
4 Blätter Römersalat
1 rote Zwiebel
1 Tomate
⅓ Salatgurke
¼ Bund Schnittlauch
6 EL Salatcreme (25 % Fett)
4 Scheiben Chester (à 20 g)

Für die Pattys:
1 Zwiebel
1 Knoblauchzehe
500 g Rinderhackfleisch
1–2 TL Senf
Salz
frisch gemahlener schwarzer Pfeffer
4 EL Olivenöl

Pro Portion
570 kcal, 42 g E, 41 g F, 7 g KH

1) Den Backofen auf 160 °C (Ober-/Unterhitze, 140 °C Umluft) vorheizen. Für die Buns die Eier trennen und das Eigelb mit dem Frischkäse verrühren. Backpulver darübersieben und zügig unterrühren, dann die Mandelkerne dazugeben. Eiweiß mit den Schneebesen des Handrührgerätes steif schlagen, dabei eine Prise Salz zugeben. Zunächst die Hälfte des Eischnees vorsichtig unter die Eigelbmasse heben, dann den übrigen Eischnee unterheben.

2) Vom Teig mit einem Esslöffel acht Kleckse auf ein mit Backpapier belegtes Backblech geben. Im vorgeheizten Backofen auf der mittleren Schiene in 10–12 Minuten goldgelb backen.

3) Für den Belag den Salat waschen und trockenschütteln. Die Zwiebel abziehen und in Ringe schneiden. Die Tomate waschen, vom Stielansatz befreien und in Scheiben schneiden. Die Salatgurke waschen und in Scheiben schneiden. Schnittlauch waschen, trockenschütteln und in Röllchen schneiden.

4) Für die Pattys Zwiebel und Knoblauch abziehen und fein würfeln. Hackfleisch, Senf, Zwiebel und Knoblauch verkneten. Mit 1 TL Salz und Pfeffer würzen und zu vier flachen Pattys formen. In einer großen Pfanne das Öl bei mittlerer bis hoher Temperatur erhitzen und die Pattys darin auf jeder Seite etwa 4 Minuten braten.

5) Die Buns aus dem Ofen nehmen und kurz abkühlen lassen. Vier Fladen mit Salat belegen, mit Salatcreme bestreichen und jeweils Frikadelle, Käse, Tomate, Gurke, Zwiebelringe und übrige Salatcreme daraufschichten. Mit Schnittlauch bestreuen und die übrigen Fladen auflegen. Eventuell mit Holzspießen feststecken.

BLUMENKOHLPFANNE

MIT EI

Für 4 Personen
Zubereitungszeit: 40 Minuten

800 g Blumenkohl
6 cm frischer Ingwer
2 rote Paprikaschoten
3 Karotten
4 Lauchzwiebeln
4 Stängel Koriander
3 EL Sesamöl
2 EL Sojasauce
Salz
frisch gemahlener schwarzer Pfeffer
1 TL Currypulver
4 Eier
1 EL schwarze Sesamsamen

Pro Portion
280 kcal, 14 g E, 16 g F, 16 g KH

1) Den Blumenkohl putzen, in großen Röschen vom Strunk schneiden. Die Röschen auf einer Reibe grob raspeln. Den Ingwer schälen und fein würfeln. Die Paprikaschoten waschen, von Stielsätzen sowie Samen befreien und in Streifen schneiden. Karotten schälen und in Stifte schneiden. Lauchzwiebeln putzen, waschen und in feine Ringe schneiden. Den Koriander waschen, trockenschütteln und die Blättchen von den Stielen zupfen.

2) In einer großen Pfanne oder einem Wok 2 EL Sesamöl bei mittlerer Temperatur erhitzen. Den Blumenkohl darin 3–5 Minuten unter Rühren anbraten. Ingwer zufügen und mit Sojasauce ablöschen. Mit Salz, Pfeffer und Currypulver würzen. In einer weiteren Pfanne 1 EL Sesamöl erhitzen, Paprikastreifen und Karottenstifte darin 3–5 Minuten anbraten. Mit Salz und Pfeffer würzen.

3) Die Eier verquirlen und über den Blumenkohl geben, unter Rühren stocken lassen. Paprika, Karotte und Lauchzwiebel dazugeben. Abschmecken und in Schüsseln anrichten. Mit Koriander und Sesam dekoriert servieren.

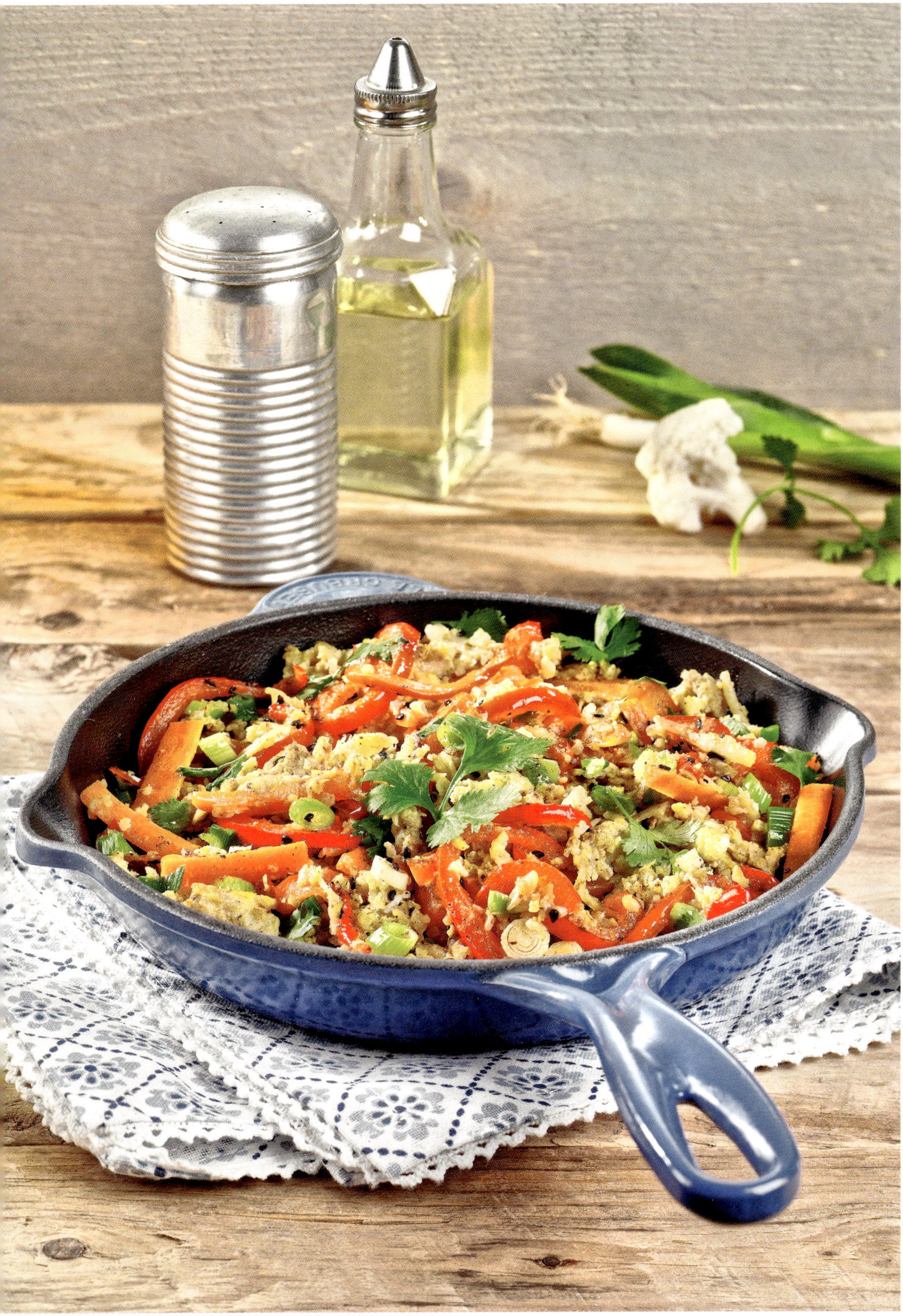

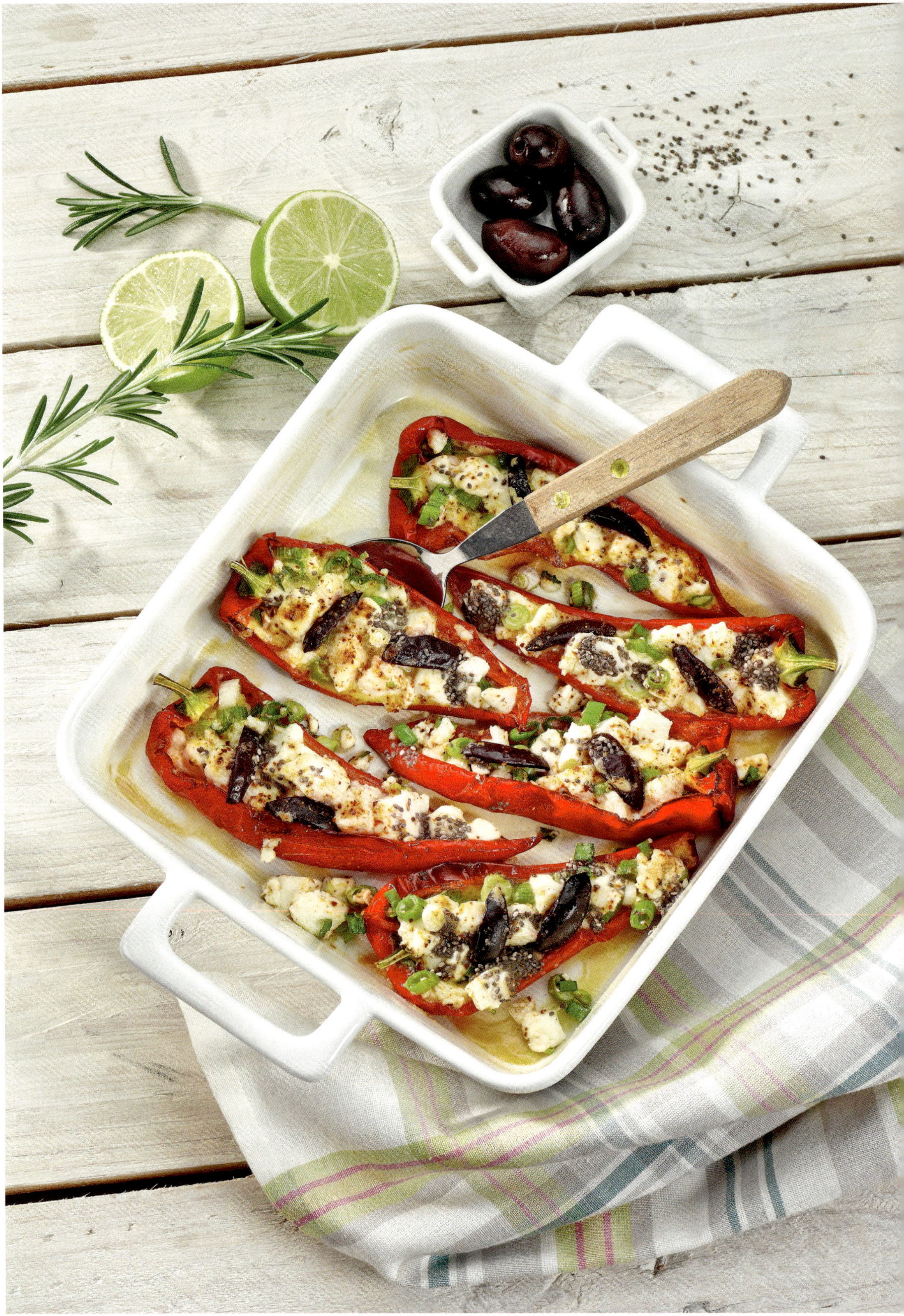

SPITZPAPRIKA

MIT SCHAFSKÄSE-CHIA-FÜLLUNG

Für 4 Personen
Zubereitungszeit: 35 Minuten

2 EL Chia-Samen
4 rote Spitzpaprikaschoten
1 Bund Frühlingszwiebeln
400 g Schafskäse
100 g schwarze Oliven ohne Stein
Saft von 2 unbehandelten Limetten
Salz
frisch gemahlener schwarzer Pfeffer
1 TL mildes Paprikapulver
2 Eigelb
4 EL Sahne
Butter für die Form

Pro Portion
462 kcal, 21 g E, 35 g F, 11 g KH

1) Den Backofen auf 180 °C (Ober-/Unterhitze, 160 °C Umluft) vorheizen. Die Chia-Samen in 6 EL Wasser etwa 10 Minuten quellen lassen. Die Paprikaschoten waschen, längs halbieren und von Samen befreien. Frühlingszwiebeln putzen, waschen und in feine Ringe schneiden. Den Käse grob zerbröseln. Die Oliven abtropfen lassen und in Streifen schneiden. Die Chia-Samen in einem Sieb ebenfalls abtropfen lassen.

2) Schafskäse, Frühlingszwiebeln und Chia-Samen vermengen, mit Limettensaft, Salz, Pfeffer und Paprikapulver abschmecken. Eigelb und Sahne verrühren und leicht salzen.

3) Die Paprika in eine mit Butter ausgestrichene ofenfeste Form setzen und mit der Schafskäsemischung füllen. Die Oliven darüber verteilen, mit der Eimischung übergießen und im vorgeheizten Backofen auf der mittleren Schiene etwa 12 Minuten backen. Aus dem Ofen nehmen und sehr heiß servieren.

CHORIZO-PFANNE

MIT SPINAT UND SELLERIE

Für 4 Personen
Zubereitungszeit: 25 Minuten

1 rote Zwiebel
1 Stange Sellerie
400 g Blattspinat
250 g Chorizo (würzige spanische Wurst)
3 EL Olivenöl
Salz
frisch gemahlener schwarzer Pfeffer
1 TL Mehl
1 Msp. Kurkuma
3 EL heller Balsamicoessig
1 EL körniger Senf

Pro Portion
365 kcal, 15 g E, 30 g F, 4 g KH

1) Die Zwiebel abziehen und in feine Streifen schneiden. Den Sellerie putzen und in feine Scheiben schneiden. Den Spinat waschen und trockenschütteln, grob hacken.

2) Die Chorizo pellen und in feine Scheiben schneiden. Das Öl in einer Pfanne bei hoher Temperatur erhitzen und die Wurstscheiben darin auf jeder Seite in etwa 5 Minuten knusprig braten. Aus der Pfanne nehmen.

3) Zwiebel und Sellerie bei mittlerer Temperatur im Bratfett anschwitzen. Mit Salz und Pfeffer würzen, mit Mehl und Kurkuma bestaubt 2–3 Minuten weiterbraten. Mit Essig und 150 ml Wasser ablöschen, kurz aufkochen und etwa 3 Minuten köcheln lassen.

4) Würste und Spinat zugeben und erhitzen. Mit Senf, Salz und Pfeffer abschmecken.

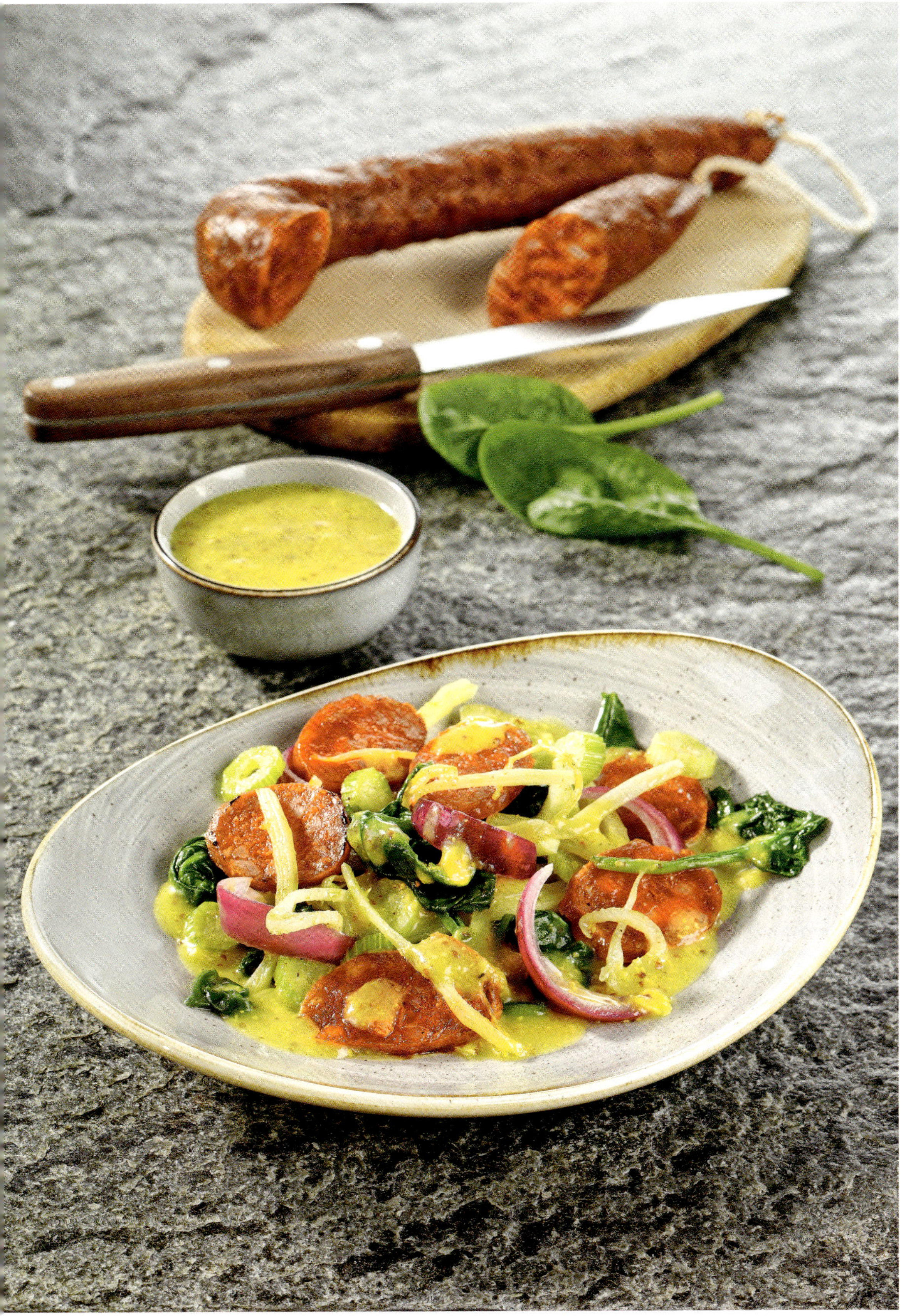

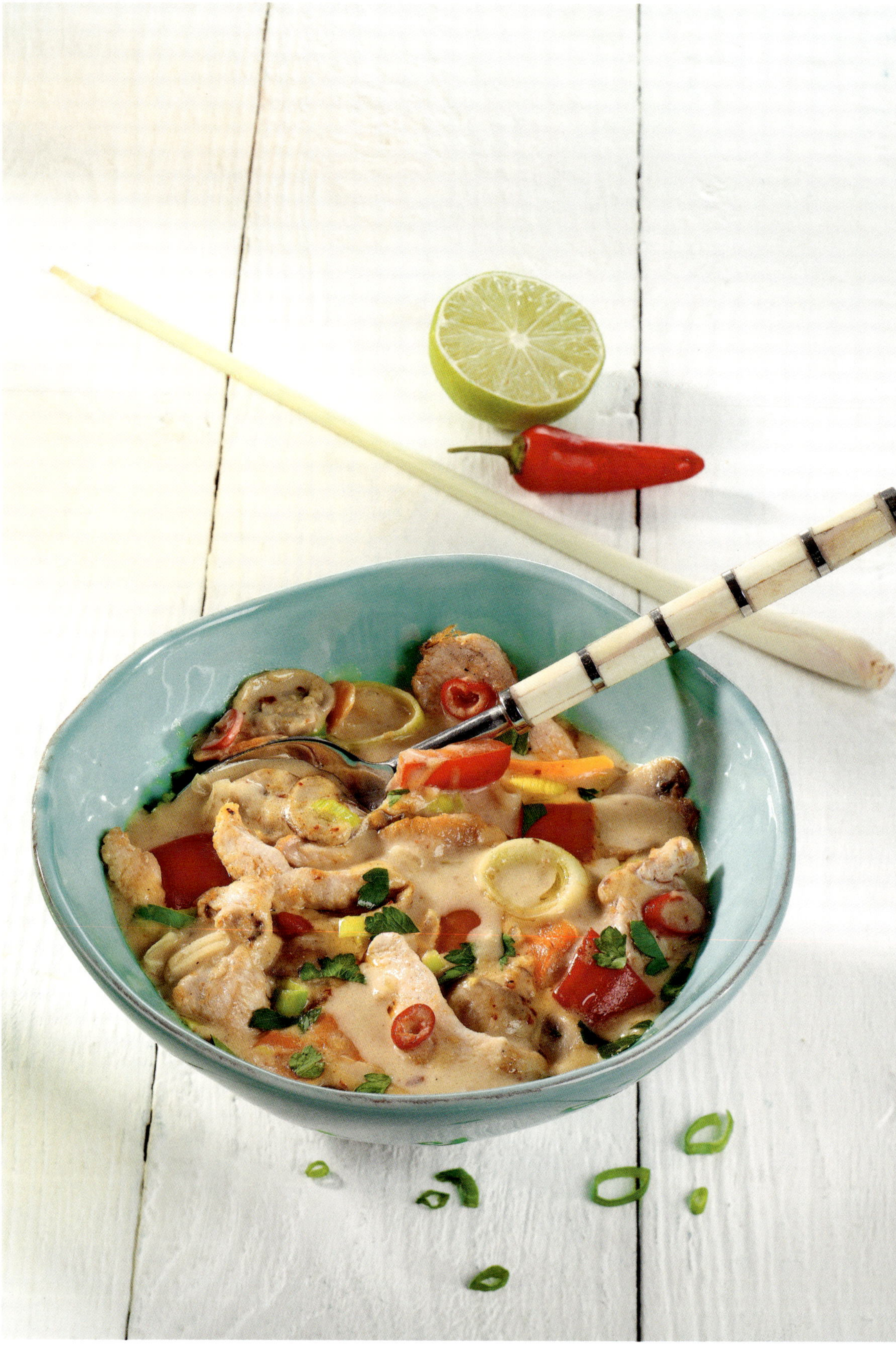

ASIATISCHE KOKOSSUPPE

MIT GEFLÜGEL

Für 4 Personen
Zubereitungszeit: 35 Minuten
Kochzeit: 30 Minuten

400 g Hähnchenbrustfilet
100 g Champignons
100 g Lauch
1 rote Paprikaschote
1 Karotte
1 große Zwiebel
2 Knoblauchzehen
1 rote Chilischote
4 cm Ingwer
½ Bund glatte Petersilie
2 Stangen Zitronengras
2 EL Kokosöl
2 TL rote Currypaste
600 ml Gemüsebrühe
1 Dose Kokosmilch (400 ml)
Saft von 1 unbehandelten Limette
Salz
frisch gemahlener schwarzer Pfeffer

Pro Portion
385 kcal 27 g E, 25 g F, 9 g KH

1) Das Hähnchenfleisch unter fließendem, kaltem Wasser waschen, trockentupfen und in mundgerechte Stücke schneiden. Die Champignons putzen, von den Stielenden befreien und in Scheiben schneiden. Den Lauch putzen, waschen und in Ringe schneiden. Die Paprikaschote waschen, von Stielansatz und Samen befreien und in Stücke schneiden.

2) Die Karotte schälen und schräg in dünne Scheiben schneiden. Die Zwiebel abziehen und fein würfeln, den Knoblauch abziehen und durchpressen. Chilischote waschen, von Stielansatz und Samen befreien und fein hacken. Den Ingwer schälen und fein reiben. Die Petersilie waschen, trockenschütteln und hacken. Zitronengras putzen und mit einem Messergriff flach klopfen.

3) Das Kokosöl in einem großen Topf bei hoher Temperatur erhitzen und das Fleisch darin rundum anbraten. Zunächst Lauch und Zwiebel, dann auch die Currypaste zugeben und mitanbraten. Gemüsebrühe angießen, durchrühren und alles kurz aufkochen.

4) Paprika, Champignons, Karotte, Ingwer, Knoblauch und Zitronengras zum Fleisch geben und alles zugedeckt bei mittlerer Temperatur etwa 30 Minuten köcheln lassen. Kokosmilch zugeben und nochmals erwärmen. Das Zitronengras entfernen, Petersilie und Limettensaft zugeben und die Kokossuppe mit Salz und Pfeffer abschmecken.

BROKKOLI-COUSCOUS

MIT KICHERERBSEN UND JOGHURT

Für 4 Personen
Zubereitungszeit: 30 Minuten

1 Brokkoli
1 Kohlrabi mit Grün
2 rote Zwiebeln
2 Knoblauchzehen
1 Bund glatte Petersilie
1 Dose Kichererbsen (400 g)
70 ml Orangensaft
3 EL Obstessig
1 EL Honig
6 EL Olivenöl
Salz
frisch gemahlener schwarzer Pfeffer
1 Prise Cayennepfeffer
100 g griechischer Joghurt (10 % Fett)

Pro Portion
350 kcal, 1 g E, 22 g F, 24 g KH

1) Für den Couscous den Brokkoli waschen und abtropfen lassen und auf einer Reibe rund um den Strunk grob in eine große Schüssel raspeln.

2) Den Kohlrabi putzen, dabei die Herzblätter beiseitelegen. Kohlrabi schälen und in Stifte schneiden. Die Zwiebeln abziehen und in dünne Spalten schneiden, den Knoblauch abziehen und fein hacken. Petersilie waschen, trockenschütteln und mit den Kohlrabiblättern grob hacken.

3) Die Kichererbsen in einem Sieb kalt abspülen und abtropfen lassen.

4) Für die Marinade Orangensaft, Essig und Honig mit 4 EL Öl verrühren. Mit Salz, Pfeffer und Cayennepfeffer kräftig abschmecken.

5) In einer großen Pfanne 2 EL Öl bei hoher Temperatur erhitzen. Zwiebeln, Kohlrabi, Kichererbsen und Knoblauch darin etwa 3 Minuten unter Wenden braten. Mit Salz und Pfeffer würzen. Pfanneninhalt sowie Marinade, Petersilie und Kohlrabiblätter unter den Brokkoli mischen. Mit Salz sowie Pfeffer abschmecken und jeweils mit einem Klecks Joghurt servieren.

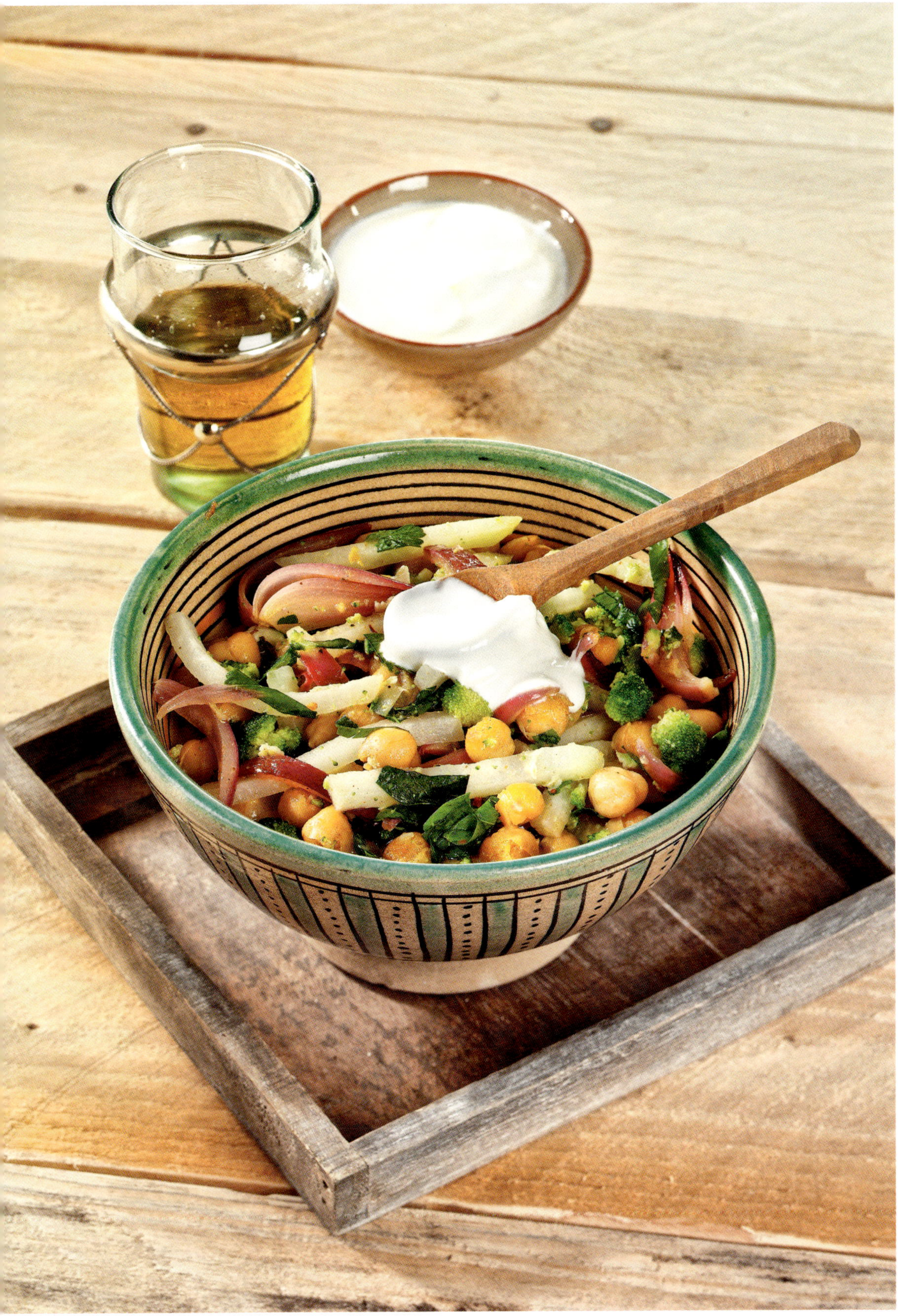

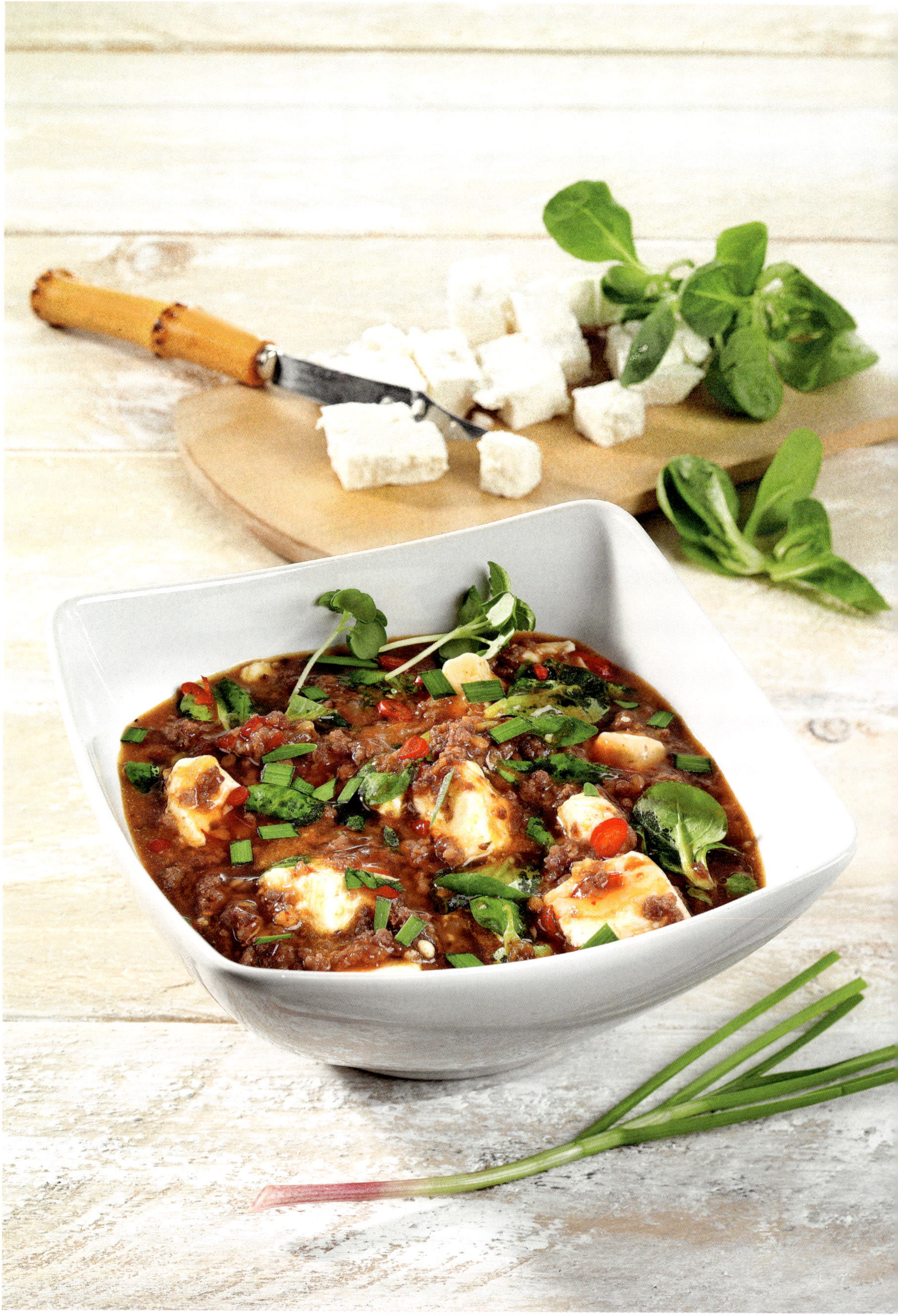

HACKFLEISCHSUPPE

MIT SCHAFSKÄSE UND FELDSALAT

Für 4 Personen
Zubereitungszeit: 40 Minuten

8 EL Reiswein
8 EL Sojasauce
400 g Rinderhackfleisch
9 cm Ingwer
2 Knoblauchzehen
½ Stange Zitronengras
1 kleine rote Chilischote
1 EL Olivenöl
1 TL grob gemahlener Szechuanpfeffer
1 EL Chili-Bohnen-Sauce (aus dem Asiahandel)
3 EL süß-scharfe Asiasauce (aus dem Asiahandel)
3 TL körnige Gemüsebrühe
1 TL Speisestärke
1 Bund Schnittlauch
150 g Feldsalat
400 g Schafskäse
Shiso-Kresse-Mix zum Dekorieren

Pro Portion
400 kcal, 27 g E, 28 g F, 6 g KH

1) Reiswein und Sojasauce verrühren. Die Hälfte mit dem Hackfleisch vermengen. Ingwer und Knoblauch schälen beziehungsweise abziehen und fein hacken. Zitronengras putzen, mit einem Messergriff flach klopfen und sehr fein schneiden. Die Chilischote waschen, von Stielansatz und Samen befreien und in feine Ringe schneiden.

2) Das Öl in einem Wok oder großen Topf bei hoher Temperatur erhitzen, Ingwer, Knoblauch, Zitronengras und Chilischote darin unter Wenden anbraten. Das Hackfleisch zufügen, mit Szechuanpfeffer würzen und etwa 5 Minuten kräftig anbraten.

3) Die Chili-Bohnen-Sauce und süß-scharfe Asiasauce einrühren, 1 l Wasser und die übrige Reiswein-Sojasaucen-Mischung zugießen. Die Brühe einrühren, alles aufkochen und etwa 5 Minuten köcheln lassen. Die Stärke mit 1–2 EL kaltem Wasser glatt rühren. In die Suppe rühren, nochmals aufkochen und bei reduzierter Temperatur 1 Minute köcheln lassen.

4) Den Schnittlauch waschen, trockenschütteln und in Röllchen schneiden. Den Feldsalat waschen und gut abtropfen lassen. Den Schafskäse abtupfen und würfeln, mit dem Schnittlauch in die Suppe geben und unter vorsichtigem Rühren etwa 1 Minute erwärmen. Den Salat auf vier Suppenschalen verteilen. Die Suppe über den Salat gießen und mit Shiso-Kresse-Mix dekoriert servieren.

NUSS-HAFER-BROT

MIT STREMELLACHS, SALAT UND MEERRETTICH

Für 4 Personen
Zubereitungszeit: 30 Minuten
Backzeit: 1 Stunde

Für das Nuss-Hafer-Brot:
2 große Karotten
500 g Magerquark
6 Eier
1 EL Salz
2 EL gehackte Mandelkerne
4 EL geschrotete Leinsamen
50 g Weizenkleie
250 g Haferkleie
4 EL Sonnenblumenkerne
oder Kürbiskerne
1 Pck. Backpulver
Fett für die Form

Für den Belag:
8 Wachteleier
1 Handvoll Rucola (etwa 40 g)
4 Kirschtomaten
1 Schalotte
30 g Butter
160 g Stremellachs ohne Haut
Meersalz
frisch gemahlener bunter Pfeffer
Kresse zum Dekorieren
8 EL Sahnemeerrettich

Pro Portion
702 kcal, 50 g E, 31 g F, 35 g KH

1) Den Backofen auf 200 °C (Ober-/Unterhitze, 180 °C Umluft) vorheizen. Die Karotten schälen, grob raspeln und mit den restlichen Zutaten bis auf das Fett für die Form zu einem Teig vermengen. Eine Kastenform von 30 cm Länge gut einfetten. Den Teig gleichmäßig in die Kastenform füllen. Das Brot im vorgeheizten Ofen auf der mittleren Schiene 1 Stunde backen. Nach dem Backen das Brot möglichst früh aus der Form nehmen und gut abkühlen lassen. In Brotpapier gewickelt und im Kühlschrank gelagert bleibt es 4–5 Tage frisch.

2) Für den Belag die Wachteleier in einem kleinen Topf etwa 4 Minuten hart kochen. Kalt abschrecken, pellen und halbieren. Den Rucola waschen und trockenschütteln, dann die langen Stiele entfernen. Die Tomaten waschen und in Scheiben schneiden. Die Schalotte abziehen und in Ringe schneiden.

3) Von dem abgekühlten Brot acht Scheiben abschneiden und mit Butter bestreichen, Rucola und Tomaten auf die Brotscheiben legen. Ei und Lachs mit Schalottenringen darauf zusammen mit dem Brot anrichten und alles mit Salz und Pfeffer würzen. Mit Kresse dekoriert servieren und den Meerrettich dazu reichen.

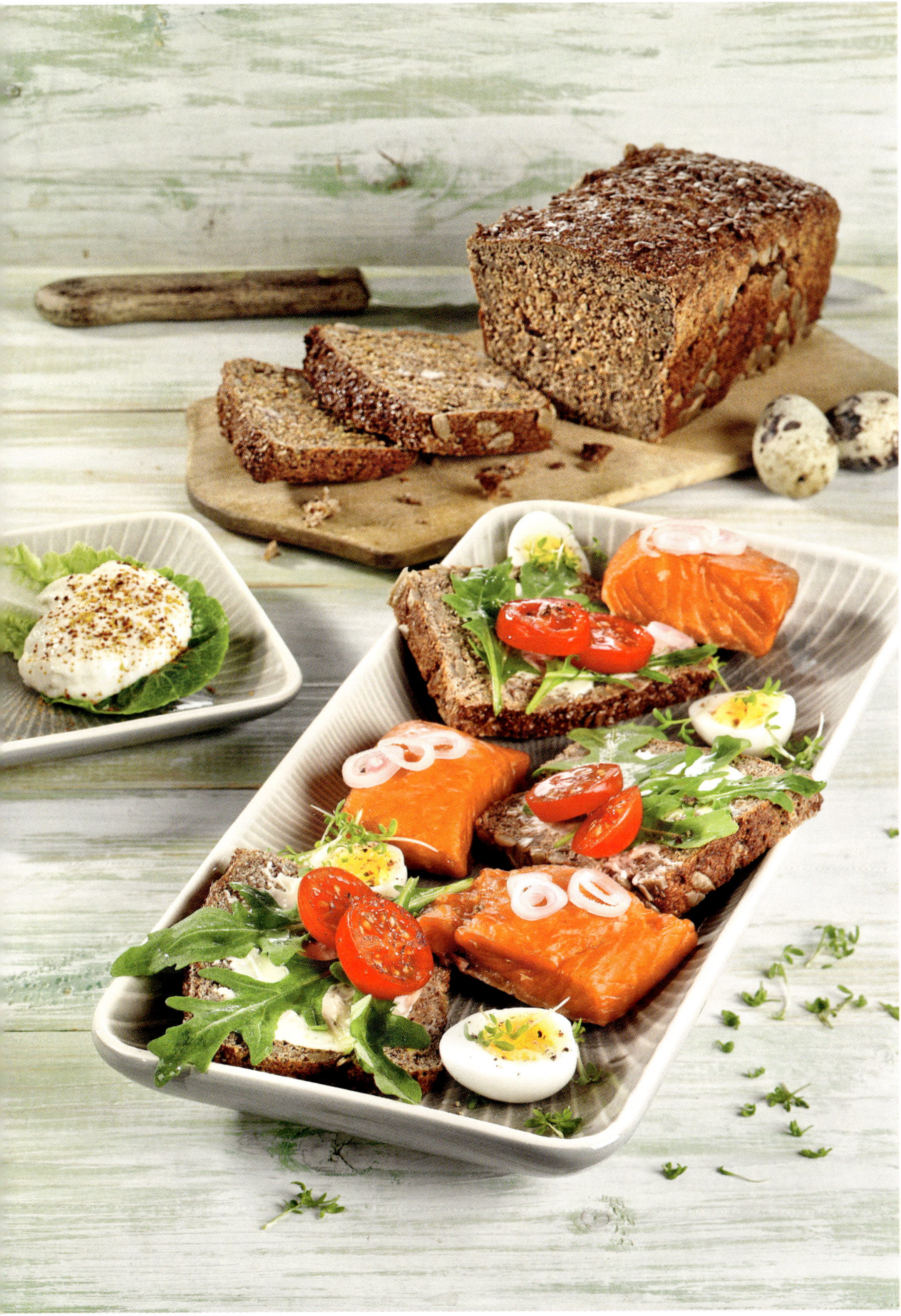

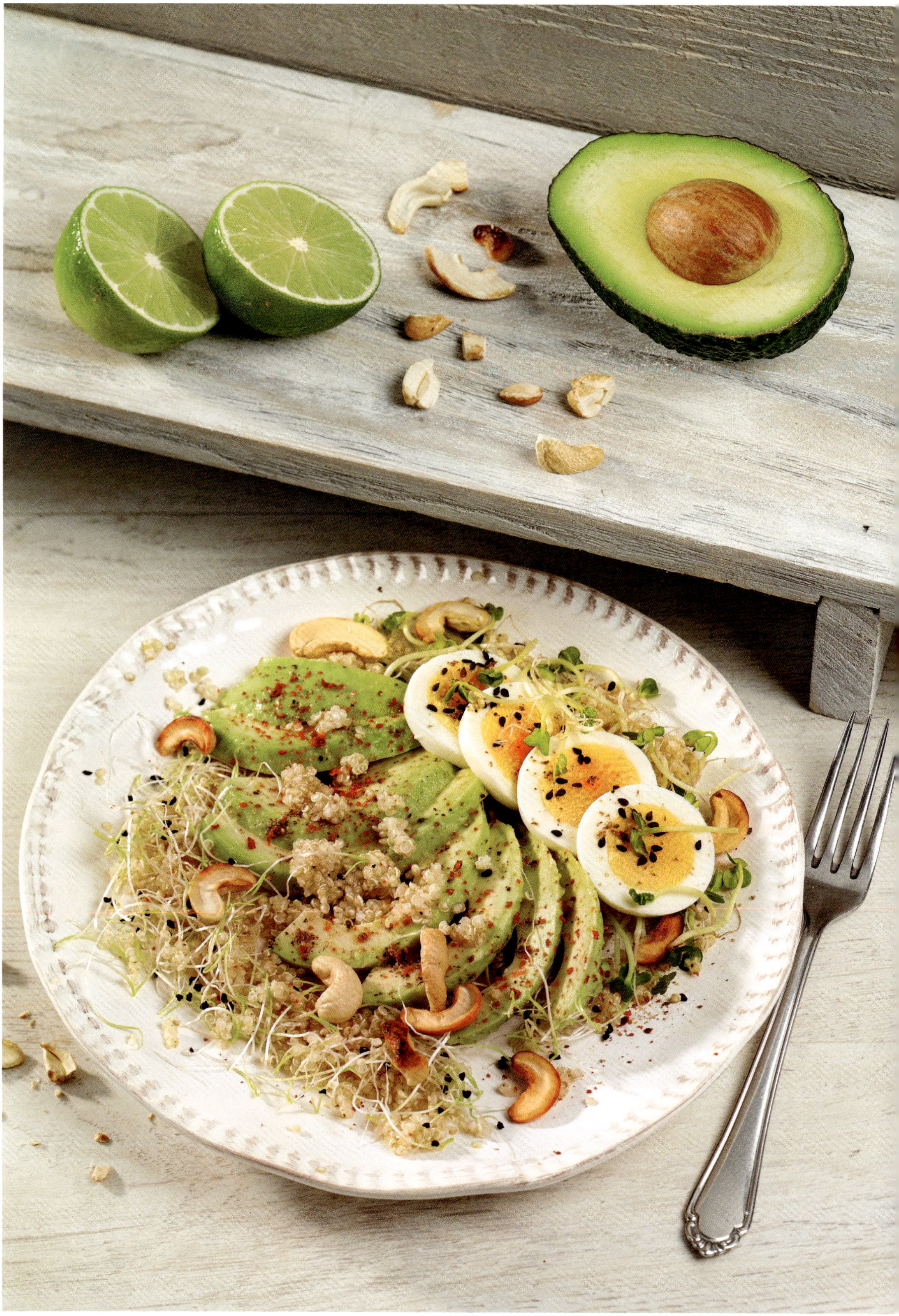

QUINOA

MIT AVOCADO, EI UND CASHEWKERNEN

Für 4 Personen
Zubereitungszeit: 20 Minuten

6 Eier
200 g weiße Quinoa
Saft von 1 unbehandelten Limette
Meersalz
frisch gemahlener schwarzer Pfeffer
2 Avocados
24 Cashewkerne
4 EL Lauch- und Rettichsprossen
schwarze Sesamsamen
1 Prise scharfes Paprikapulver

Pro Portion
618 kcal, 19 g E, 38 g F, 37 g KH

1) Die Eier in kochendem Wasser in 8–10 Minuten hart kochen. Kalt abschrecken, pellen und in Scheiben schneiden.

2) Die Quinoa in einem Sieb unter fließendem, kaltem Wasser gründlich abspülen und in einem Topf mit Wasser bedeckt in 5–10 Minuten bissfest kochen. In einem Sieb abtropfen lassen. Die Quinoa mit der Hälfte des Limettensaftes in einer Schüssel verrühren und mit Salz und Pfeffer abschmecken.

3) Die Avocados schälen, halbieren und vom Kern befreien. Das Fruchtfleisch in feine Spalten schneiden. Den übrigen Limettensaft über die Avocado träufeln.

4) Die Quinoa auf Teller geben. Eier und Avocado darauf anrichten. Mit Cashewkernen (nach Belieben in einer Pfanne ohne Fett 1 Minute anrösten), Sprossen und Sesamsamen bestreuen. Alles mit Salz, Pfeffer und Paprikapulver würzen.

FRITTATA

MIT GURKENSALAT

Für 4 Personen
Zubereitungszeit: 20 Minuten
Backzeit: 30 Minuten

Für die Frittata:
8 Eier
200 g Sahne
Salz
frisch gemahlener schwarzer Pfeffer
je 1 kleine rote und gelbe Paprikaschote
1 Frühlingszwiebel
100 g Parmesan
1 EL Olivenöl

Für den Salat:
1½ Salatgurken
1 Karotte
1 Stängel Dill
4 EL Olivenöl
Saft von 1 unbehandelten Zitrone
Salz
frisch gemahlener schwarzer Pfeffer

Pro Portion
535 kcal, 24 g E, 44 g F, 8 g KH

1) Den Backofen auf 180 °C (Ober-/Unterhitze, 160 °C Umluft) vorheizen. Eier in einer Schüssel mit der Sahne verquirlen. Mit Salz und Pfeffer würzen. Die Paprika waschen, von Stielansatz und Samen befreien und würfeln. Die Frühlingszwiebel putzen, waschen und in feine Ringe schneiden. Den Parmesan reiben.

2) Das Olivenöl in einer ofenfesten Pfanne bei mittlerer Temperatur erhitzen und die Ei-Sahne-Mischung hineingeben. Paprika und Frühlingszwiebel unterheben und den Parmesan darüberstreuen. Alles 2–3 Minuten etwas stocken lassen. Die Pfanne auf die mittlere Schiene des vorgeheizten Backofens stellen und die Frittata in etwa 30 Minuten goldbraun backen (eventuell früher aus dem Ofen nehmen).

3) Für den Salat die Gurken waschen und in Scheiben schneiden. Die Karotte schälen und in Streifen reiben. Den Dill waschen, trockenschütteln und die Spitzen abzupfen, grob hacken.

4) Gurken, Karotte und Dill in einer Schüssel mit Öl und Zitronensaft anmachen. Den Gurkensalat mit Salz und Pfeffer würzen. Die Frittata aus dem Ofen nehmen und heiß mit dem Gurkensalat servieren.

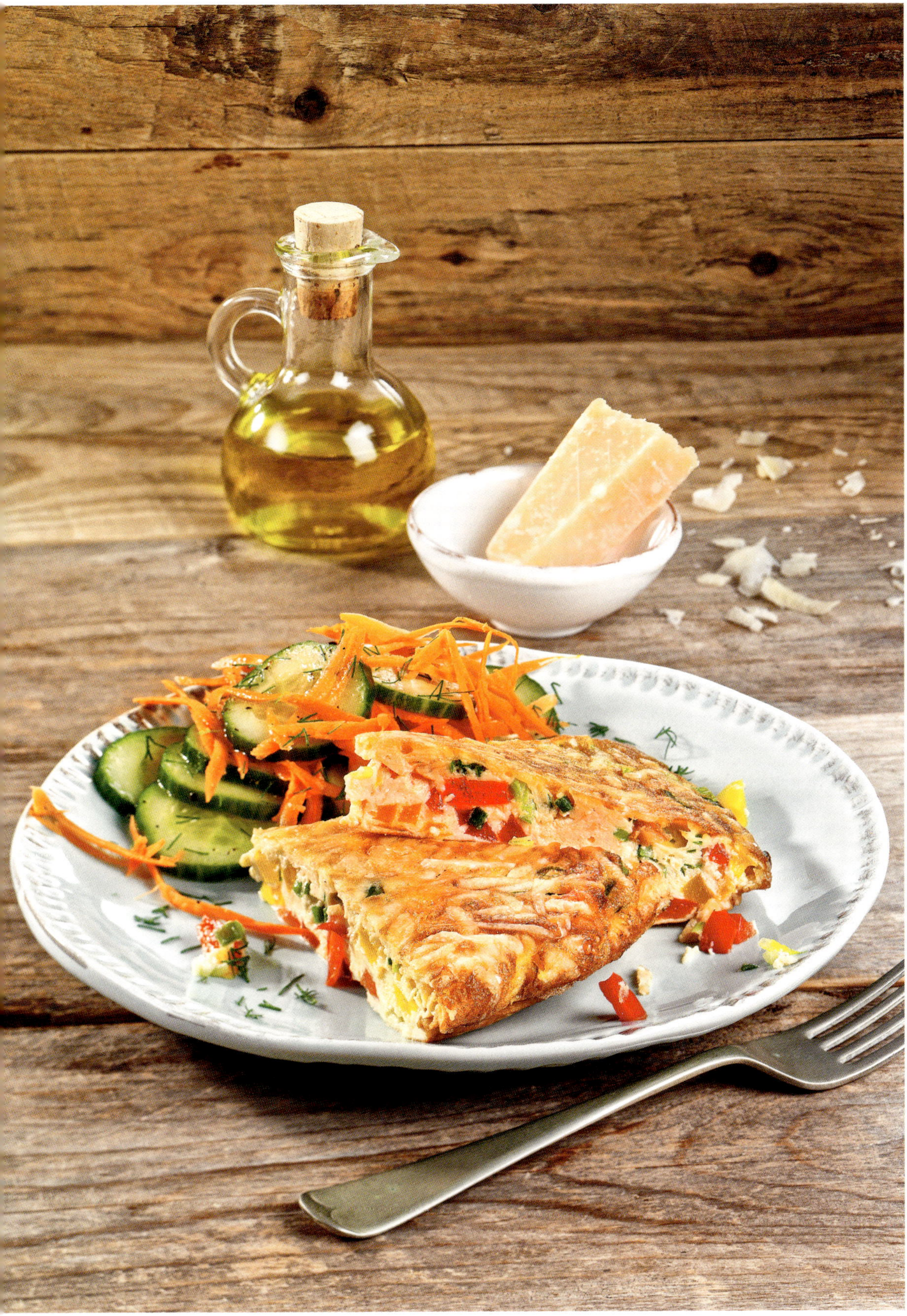

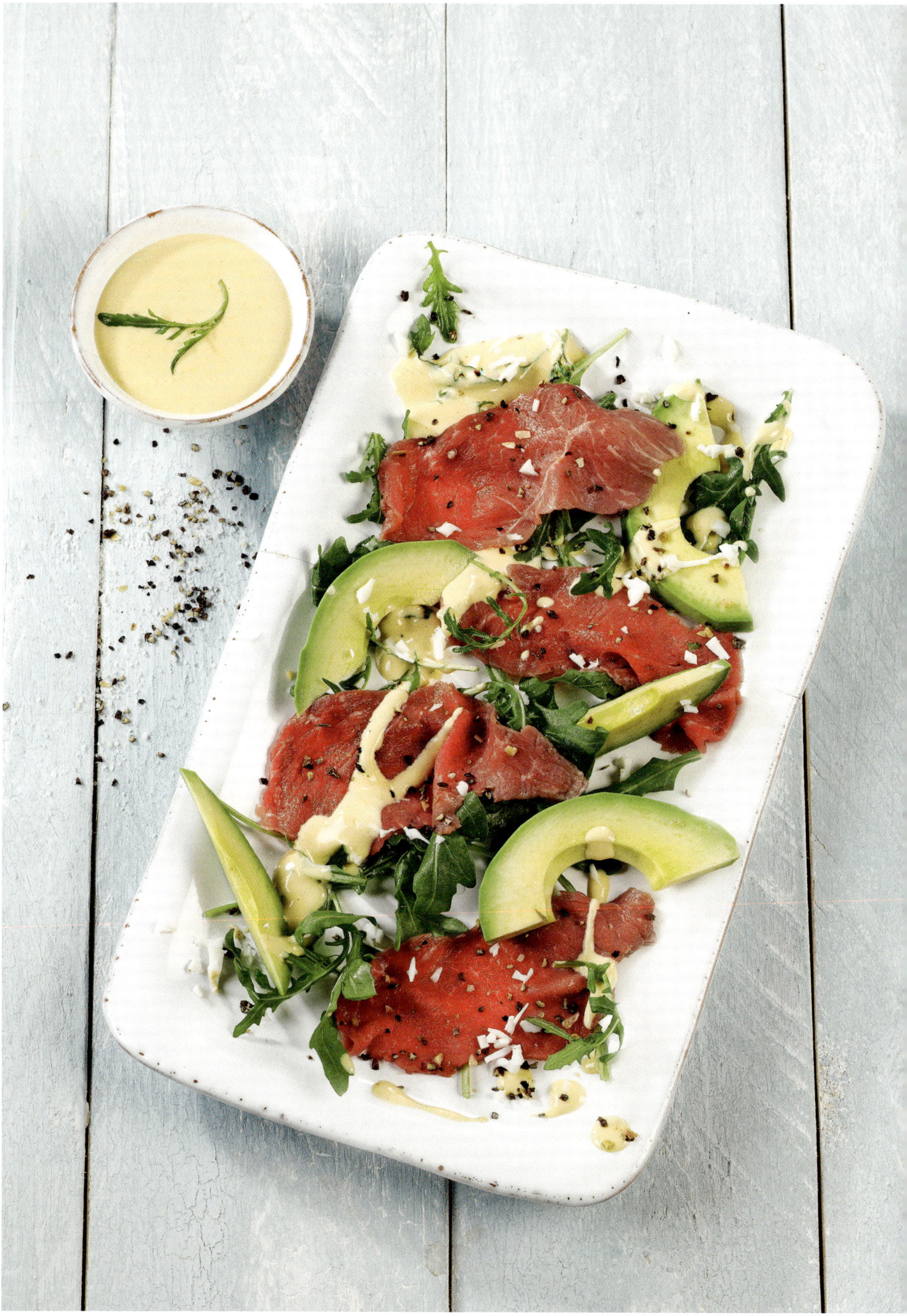

ROASTBEEF-CARPACCIO

MIT AVOCADO UND RUCOLA

Für 4 Personen
Zubereitungszeit: 15 Minuten

4 Eier
160 g Rucola
2 reife Avocados
100 g Joghurt
125 g mittelscharfer Senf
4 EL Rapsöl
Salz
2 Rumpsteaks (à 160 g)
frisch gemahlener schwarzer Pfeffer

Pro Portion
516 kcal, 28 g E, 36 g F, 14 g KH

1) Die Eier in 10 Minuten hart kochen. Den Rucola waschen und trockenschütteln. Die Avocados schälen, längs halbieren, vom Kern befreien und in Spalten schneiden.

2) Die Eier abschrecken, pellen und halbieren. Das Eigelb in einem hohen, schmalen Gefäß mit Joghurt, Senf, Öl, 4 EL heißem Wasser und einer Prise Salz mit dem Stabmixer fein pürieren. Das Eiweiß fein hacken.

3) Die Rumpsteaks in feine Scheiben schneiden und mit einem Messer flach drücken. Die Scheiben mit Rucola und Avocado auf Teller verteilen. Mit gehacktem Eiweiß bestreuen und mit der Sauce beträufeln. Mit Pfeffer bestreut servieren.

FASTENTAGE

Fasten: Das heißt ja nicht, auf jegliche Nahrungsaufnahme zu verzichten. Die Fastentage beim zeitgemäßen Intervallfasten in Verbindung mit der LCHF-Diät bieten die Möglichkeit, die Kalorienzufuhr je nach Wunsch stark zurückzufahren und dennoch über den Tag verteilt appetitliche kleine Mahlzeiten zu sich zu nehmen. So kommt der Körper erst gar nicht auf die Idee, dass man ihm jegliche Nahrungsaufnahme verweigern könnte. Das tut dem Körper gut, und es ist ein kleiner, aber wirksamer Trick, um den eigenen inneren Schweinehund zu überlisten, der ja immer dann am erbärmlichsten nach Essen schreit, wenn er weiß, dass es nichts gibt.

MORGENS . . . .

100 ML ESPRESSO PRO PERSON

MITTAGS . . . .

GEMÜSEBRÜHE MIT GEMÜSEEINLAGE

Für 4 Personen
Zubereitungszeit: 55 Minuten

1 Bund Suppengrün · 1 Zwiebel · 1 EL Pflanzenöl · 1 Lorbeerblatt · 2 Gewürznelken · 3 Wacholderbeeren · 3 Pfefferkörner · frisch gemahlener weißer Pfeffer · Salz · 2 Karotten · 1 Stange Lauch · 1 Stängel glatte Petersilie · einige Spritzer Worcestersauce

Suppengrün putzen, schälen und klein schneiden. Die Zwiebel mit der Schale halbieren

Das Öl in einem großen Topf bei hoher Temperatur erhitzen. Zwiebel und Suppengrün 3–4 Minuten kräftig darin anbraten. Mit gut 750 ml Wasser ablöschen. Die Gewürze, auch eine Prise Salz, zufügen. Alles aufkochen und zugedeckt etwa 35 Minuten köcheln lassen.

Die Karotten schälen und in dünne Scheiben schneiden. Den Lauch putzen und in Ringe schneiden

Die Brühe durch ein Sieb gießen und aufkochen. Karotten und Lauch darin zugedeckt bei mittlerer bis hoher Temperatur 5–7 Minuten garen. Petersilie waschen, trockenschütteln und die Blättchen abzupfen. Die Suppe mit Salz, Pfeffer und Worcestersauce abschmecken. Mit Petersilie bestreut servieren.

ABENDS . . . .

GEMÜSEROHKOST

Für 4 Personen
Zubereitungszeit: 5 Minuten

400 g gemischtes Gemüse (z. B. bunte Paprikaschoten, Staudensellerie, Gurke) · 2 Knoblauchzehen · 200 g griechischer Joghurt (10 % Fett) · 1 Spritzer Zitronensaft · Salz · frisch gemahlener schwarzer Pfeffer

Das Gemüse putzen, waschen und in Streifen oder Stücke schneiden. Den Knoblauch abziehen und durchpressen. Joghurt mit Knoblauch und etwas Zitronensaft verrühren, mit Salz und Pfeffer abschmecken. Zum Gemüse servieren.

Pro Tag und pro Person
150 kcal, 4 g E, 8 g F, 11 g KH

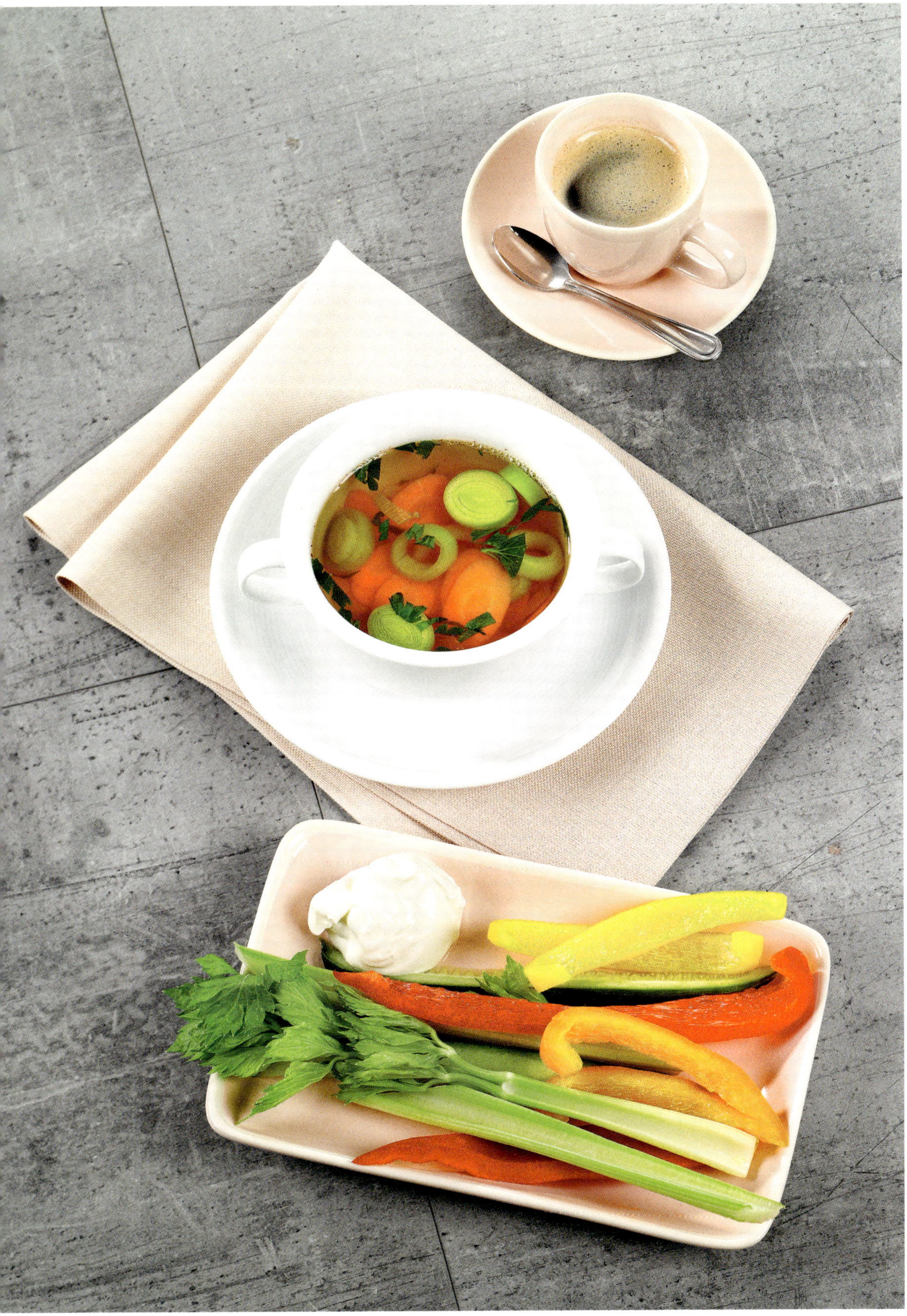

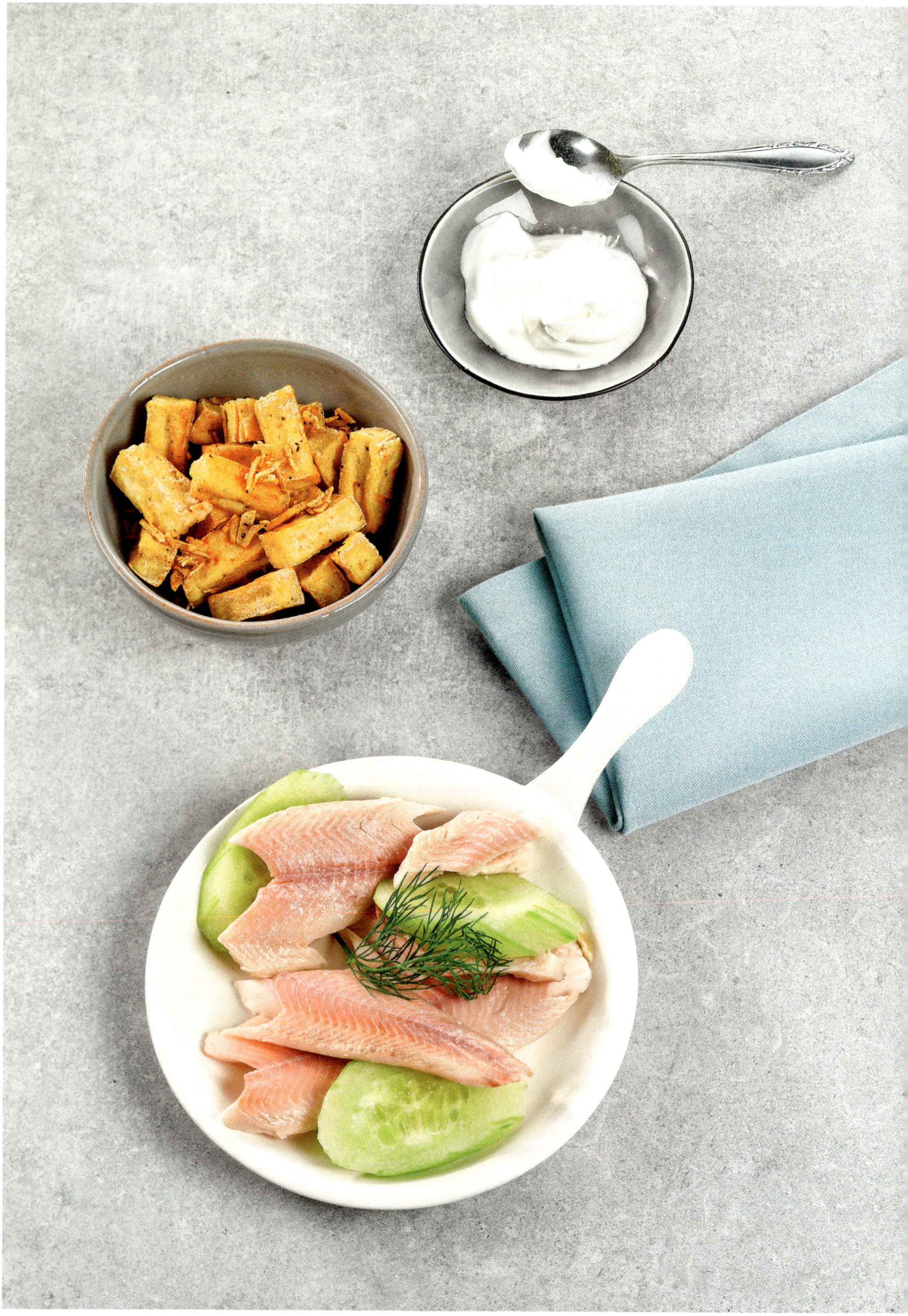

MORGENS

150 G JOGHURT PRO PERSON

MITTAGS

TOFU IN ÖL GEBRATEN

Für 4 Personen
Zubereitungszeit: 10 Minuten
Marinierzeit: 2 Stunden

400 g Tofu · 18 cm Ingwer · 2 Knoblauchzehen · 1 Dose Kokosmilch (400 ml) · Saft von 1 unbehandelten Limette · 1 EL scharfes Paprikapulver · Salz · 3 EL Rapsöl

Den Tofu in 1 cm breite und 4 cm lange Stücke schneiden. Ingwer schälen und Knoblauchzehen abziehen, beides hacken. Mit Kokosmilch, Limettensaft, Paprikapulver und ¼ TL Salz verrühren. Den Tofu in die Marinade legen und mindestens 2 Stunden marinieren.

Den Tofu aus der Marinade nehmen und trockentupfen. In einer Pfanne das Öl bei mittlerer Temperatur erhitzen und den Tofu darin 5 Minuten braten, nach Belieben nachsalzen.

ABENDS

GERÄUCHERTE FORELLE

Für 4 Personen
Zubereitungszeit: 5 Minuten

½ Salatgurke · 400 g geräuchertes Forellenfilet ohne Haut · Dillspitzen zum Dekorieren

Die Gurke schälen und schräg in Scheiben schneiden. Zu den mit Dillspitzen dekorierten Fischfilets anrichten.

Pro Tag und pro Person
400 kcal, 29 g E, 25 g F, 10 g KH

MORGENS

RÜHREI MIT GURKE

Für 4 Personen
Zubereitungszeit: 10 Minuten

½ Bund Schnittlauch · 4 Eier · 200 ml Milch · Salz · frisch gemahlener schwarzer Pfeffer · 1 EL Butter · 1 Salatgurke

Schnittlauch waschen, trockenschütteln und in Röllchen schneiden, einige Halme für die Dekoration beiseitelegen. Die Eier mit der Milch sowie den Schnittlauchröllchen verrühren, dann mit Salz und Pfeffer würzen. Die Butter in einer Pfanne bei mittlerer Temperatur erhitzen und das Rührei darin braten. Die Salatgurke waschen und längs in dünne Scheiben schneiden, dazu reichen. Mit Schnittlauch dekorieren.

MITTAGS

GEMÜSEPFANNE

Für 4 Personen
Zubereitungszeit: 20 Minuten

je 1 große rote, gelbe und orange Paprikaschote · 2 Zucchini · 1 Zwiebel · 2 Knoblauchzehen · 2 Zweige Thymian · 4 EL Olivenöl · 150 ml Gemüsebrühe · ½ Bund Basilikum · Salz · frisch gemahlener schwarzer Pfeffer

Die Paprikaschoten waschen, von Stielansätzen und Samen befreien und in Rauten schneiden. Die Zucchini waschen und in Scheiben schneiden. Zwiebel abziehen und in dünne Spalten schneiden, Knoblauchzehen abziehen und fein hacken. Thymian waschen, trockenschütteln, von einem Zweig die Blättchen abzupfen und hacken.

Das Öl in einer großen Pfanne bei mittlerer Temperatur erhitzen, Zwiebel und Knoblauch darin 2–3 Minuten anschwitzen. Das Gemüse 3 Minuten mitbraten. Den Thymian zufügen, die Brühe angießen und offen 5 Minuten weiterdünsten.

Währenddessen das Basilikum waschen, trockenschütteln und die Blätter abzupfen, in feine Streifen schneiden. Das Gemüse salzen und pfeffern, die Basilikumstreifen unterheben und servieren.

ABENDS

ROHKOSTTELLER MIT QUARK

Für 4 Personen
Zubereitungszeit: 20 Minuten

400 g gemischtes Gemüse (z. B. Brokkoli, Blumenkohl, Mini-Pak-Choi, Pastinake, Karotte, Sellerieknolle) · Salz · 150 g Quark · Dillspitzen zum Dekorieren · 1 Prise Piment d'Espelette

Das Gemüse putzen beziehungsweise waschen. Karotten und Pastinake schälen, dickes Gemüse längs vierteln. Kohl in Röschen schneiden, Sellerie schälen und in Scheiben schneiden. Das Gemüse 2–3 Minuten in leicht gesalzenem Wasser blanchieren. Kalt abschrecken und mit dem Quark anrichten. Mit Dill und Piment d'Espelette dekoriert servieren.

Pro Tag und pro Person
361 kcal, 17 g E, 22 g F, 18 g KH

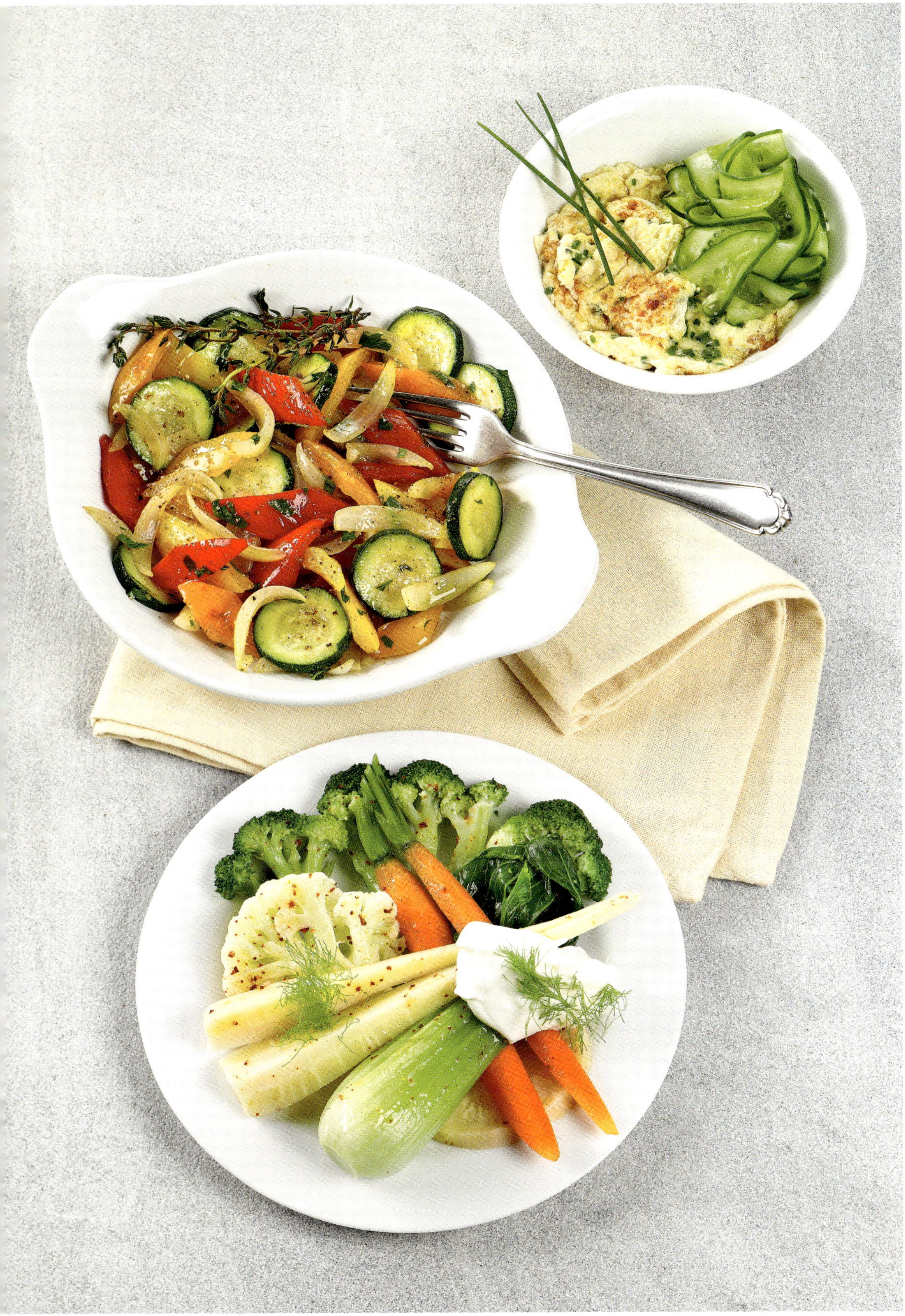

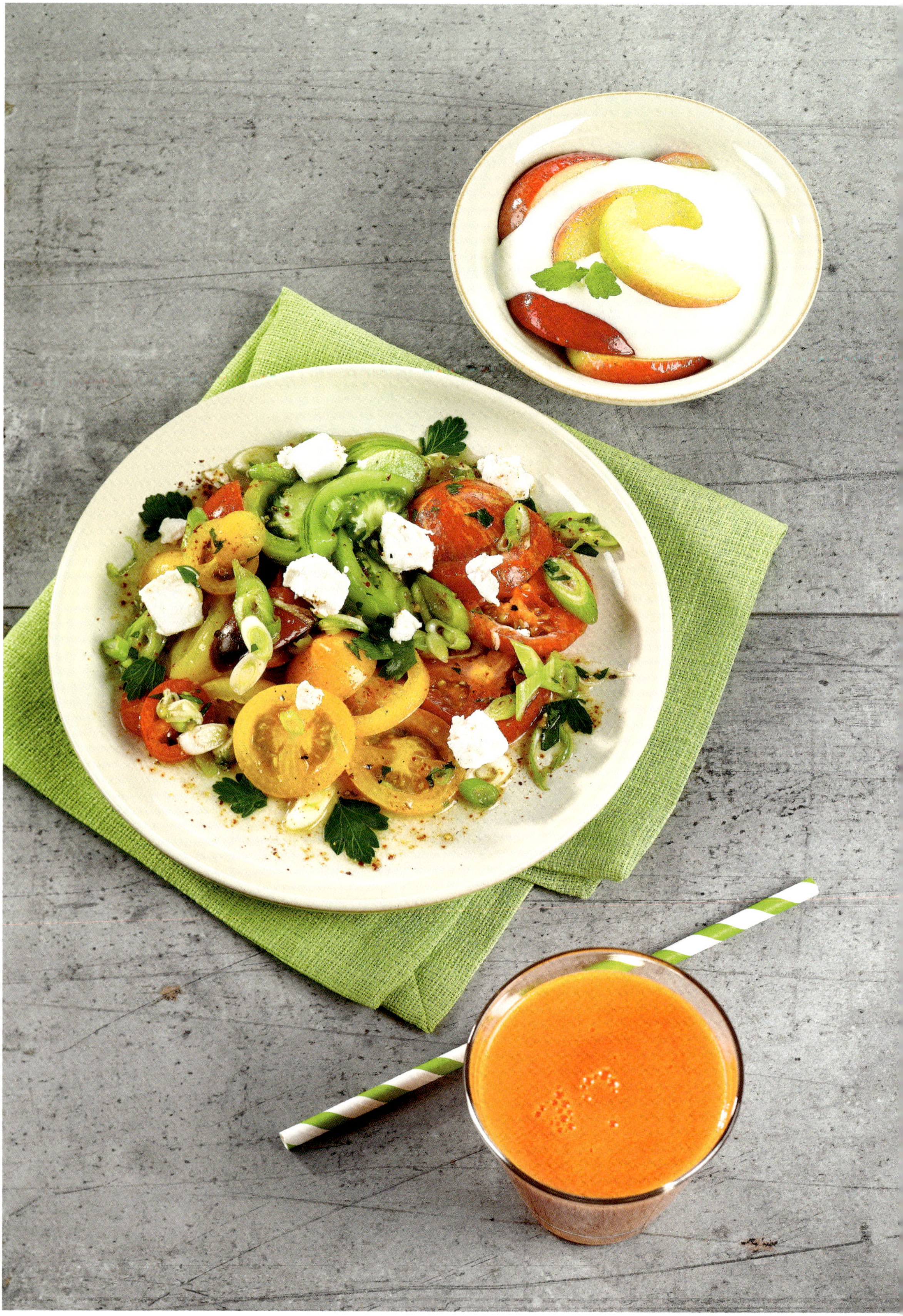

MORGENS

KAROTTEN-ORANGEN-SMOOTHIE

Für 4 Personen
Zubereitungszeit: 5 Minuten

400 g Karotten · 4 unbehandelte Orangen · 6 cm Ingwer

Die Karotten schälen und klein schneiden. Die Orangen auspressen, den Ingwer schälen und reiben. Karotten, Orangensaft und Ingwer mit 400 ml Wasser pürieren und in Gläsern anrichten.

MITTAGS

TOMATENSALAT MIT ZIEGENKÄSE

Für 4 Personen
Zubereitungszeit: 15 Minuten

3 EL Weißweinessig · 1 EL Agavendicksaft · Salz · frisch gemahlener schwarzer Pfeffer · 6 EL Olivenöl · 400 g gemischte Tomaten · 4 Frühlingszwiebeln · ½ Bund glatte Petersilie · 4 Ziegenfrischkäsetaler (à 20 g)

Weißweinessig, 1 EL Wasser, Agavendicksaft, Salz und Pfeffer in einer großen Schüssel verrühren. Das Olivenöl kräftig unterrühren.

Tomaten waschen, halbieren und von den Stielansätzen befreien. Je nach Größe klein schneiden. Frühlingszwiebeln putzen, waschen, das Weiße und Hellgrüne schräg in Ringe schneiden. Petersilie waschen, trockenschütteln und die Blätter hacken.

Den Salat mit der Vinaigrette anmachen. Die Ziegenfrischkäsetaler grob zerbröseln und darauf anrichten.

ABENDS

QUARK MIT APFEL

Für 4 Personen
Zubereitungszeit: 5 Minuten

4 Äpfel · 400 g Quark · Minzespitzen zum Dekorieren

Die Äpfel waschen und in Spalten schneiden. In etwas Wasser 2–3 Minuten kochen. Abtropfen lassen und mit dem Quark in Schälchen anrichten. Mit Minze dekoriert servieren.

Pro Tag und pro Person
509 kcal, 21 g E, 27 g F, 34 g KH

MORGENS . . . .

HÜTTENKÄSE MIT OBST

Für 4 Personen
Zubereitungszeit: 5 Minuten

400 g Hüttenkäse · 150 g Früchte nach Belieben und Saison (z.B. Himbeeren, Weintrauben, Äpfel) · 1 EL Zitronensaft · 1 EL Agavendicksaft

Den Hüttenkäse in Schälchen geben. Die Früchte putzen, große Früchte in mundgerechte Stücke schneiden und darauf anrichten. Mit Zitronensaft und Dicksaft beträufelt servieren.

MITTAGS . . . .

HÄHNCHENSPIESS MIT ZITRONENGRAS

Für 4 Personen
Zubereitungszeit: 15 Minuten

400 g Maispoulardenfilet · 4 Stangen Zitronengras · Salz · 1 EL gelbe Currypaste · 3 EL Olivenöl · 150 ml Kokosmilch · 1 Stängel Koriander zum Dekorieren

Das Maispoulardenfilet unter fließendem, kaltem Wasser waschen, trockentupfen und in Streifen schneiden. Von den Zitronengrasstangen die äußeren Blätter entfernen und die schmalen Enden zum besseren Aufspießen spitz abschneiden. Das Hähnchenfleisch wellig auf die Spieße stecken. Mit Salz würzen und mit Currypaste bestreichen. In einer Pfanne das Öl bei mittlerer bis hoher Temperatur erhitzen und die Spieße darin unter Wenden in 4–5 Minuten goldbraun braten. Die Kokosmilch angießen und alles kurz ziehen lassen. Den Koriander waschen, trockenschütteln und die Blättchen abzupfen. Die Spieße mit Koriander dekoriert servieren.

ABENDS . . . .

TOMATEN-GEMÜSE-SUPPE

Für 4 Personen
Zubereitungszeit: 40 Minuten

1 Zwiebel · 1 Knoblauchzehe · 1 kleine bis mittelgroße Karotte · 2 Stangen Staudensellerie · 1 EL Olivenöl · 1 l Gemüsebrühe · 1 Dose stückige Tomaten (500 g) · Salz · 1 Tomate · 3 Frühlingszwiebeln · 1 EL heller Saucenbinder · frisch gemahlener weißer Pfeffer

Zwiebel und Knoblauch abziehen, die Karotte schälen. Den Sellerie putzen und eine Stange beiseitelegen. Zwiebel, Knoblauch, Karotte und die übrige Selleriestange grob würfeln. Das Öl in einem Topf bei mittlerer Temperatur erhitzen und das Gemüse darin etwa 3 Minuten anschwitzen.

Mit Brühe und stückigen Tomaten ablöschen und alles 20 Minuten zugedeckt köcheln lassen. Die Tomate waschen, vierteln und von den Stielansätzen sowie Samen befreien, in Streifen schneiden. Die Frühlingswiebeln putzen und mit der Selleriestange schräg in dünne Scheiben schneiden. Die Tomatensuppe passieren, in einen Topf geben und aufkochen.

Saucenbinder einstreuen und die Suppe 2 Minuten kochen. Tomate, Frühlingszwiebeln und Sellerie zufügen und 1 Minute aufkochen. Mit Salz und Pfeffer würzen, in Suppentassen servieren.

Pro Tag und pro Person
512 kcal, 33 g E, 34 g F, 12 g KH

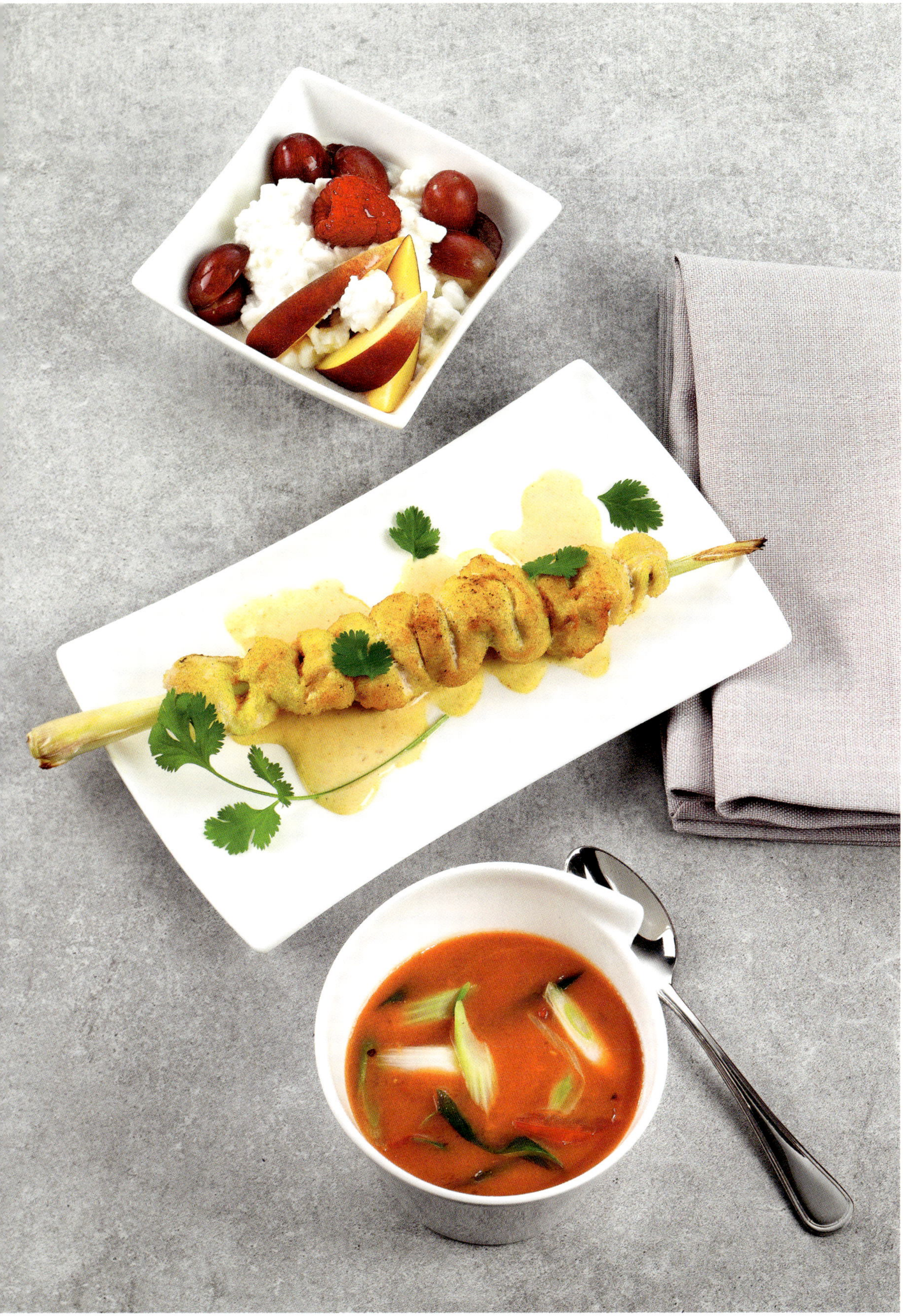

BEISPIELE FÜR MENÜPLÄNE

TAG 1

MORGENS	Reiswaffeln mit Avocadocreme und eingelegter Paprika	S. 43
MITTAGS	Kabeljau mit Basilikummousse	S. 80
ABENDS	Roastbeef-Carpaccio mit Avocado und Rucola	S. 125

TAG 2

MORGENS	Low-Carb-Wrap mit Salat-Tomaten-Füllung	S. 34
MITTAGS	»Saltimbocca« mit Avocado-Hummus	S. 88
ABENDS	Spitzpaprika mit Schafskäse-Chia-Füllung	S. 109

TAG 3

MORGENS	Walnussbrot mit Gurkenmousse und Räucherlachs	S. 44
MITTAGS	Gemüsesteaks mit buntem Salat	S. 71
ABENDS	Chorizo-Pfanne mit Spinat und Sellerie	S. 110

TAG 4

MORGENS	Omelett mit bunter Füllung	**S. 40**
MITTAGS	Zucchini-Karotten-Spaghetti mit Garnelen	**S. 67**
ABENDS	Blumenkohlpfanne mit Ei	**S. 106**

TAG 5

MORGENS	Spiegeleier mit Bacon, Rucola und Avocadocreme	**S. 38**
MITTAGS	Fischfrikadellen mit Karotten-Zucchini-Salat	**S. 84**
ABENDS	Asiatische Kokossuppe mit Geflügel	**S. 113**

REGISTER

IMPRESSUM

Produktmanagement: Sonya Mayer, Stefanie Gückstock
Umschlaggestaltung: Christa Thieser
Satz: Akademischer Verlagsservice Gunnar Musan
Redaktion: Sabine Durdel-Hoffmann
Korrektur: Franziska Sorgenfrei
Repro: LUDWIG:media
Herstellung: Bettina Schippel

Text und Rezepte: Heike Föcking
Fotografie: Alle Fotos in diesem Buch stammen von photoart
mit Ausnahme von S. 8: shutterstock.com/Antonina Vlasova;
S. 11: shutterstock.com/CLFortin; S. 16: shutterstock.com/Marina Bakush

Printed in Slovenia by Florjancic

★★★★★

Sind Sie mit diesem Titel zufrieden? Dann würden wir uns über Ihre Weiterempfehlung freuen. Erzählen Sie es im Freundeskreis, berichten Sie Ihrem Buchhändler oder bewerten Sie bei Onlinekauf. Und wenn Sie Kritik, Korrekturen, Aktualisierungen haben, freuen wir uns über Ihre Nachricht an: Christian Verlag, Postfach 40 02 09, D-80702 München, oder per E-Mail an lektorat@verlagshaus.de

Unser komplettes Programm finden Sie unter:

www.christian-verlag.de

Die Deutsche Nationalbibliothek verzeichnet diese Publikation in der Deutschen Nationalbibliografie; detaillierte bibliografische Daten sind im Internet über http://dnb.d-nb.de abrufbar.

ISBN 978-3-95961-288-3